腸が変われば人生が変わる「腸のむくみ」をとる解毒ストレッチ

小林暁子
監修

一般社団法人
日本美腸協会
編著

PHP

はじめに ～腸が変われば人生も変わる

みなさんは、腸の調子がよくないと感じることはありませんか？

いつも便秘がち、ちょっと食べすぎるとすぐに下痢、下腹がぼってり、腸が詰まっているのか食欲がない……いろいろな不調があると思いますが、「体質だから」「歳だから」「太っているから」……だからしょうがないと、そのままにしていませんか？

歳を重ねるにつれ、腸の老化はすすみます。その中で、とくに腸のむくみが起こりやすくなり、なんとなく不調を感じたり、ストレスを感じたりします。

「えっ、腸ってむくむの？」と思われるかもしれませんが、腸も、手足や顔がむくむのと同じようにむくむのです。塩分や白砂糖のとりすぎ、水分摂取のアンバランスも、腸のむくみを招きます。

腸はお腹の中にあるので直接見ることはできませんが、手足は細いのにお腹は出ている、座り姿勢が多い、猫背、体をねじる機会が少ない、塩辛いものが好き……そんな人は腸がむくんでいる可能性が高いでしょう。

じつは腸のトラブルには「むくみ腸」のほかにも、下がり腸、冷え腸、たまり腸、ガス腸、ストレス腸があります。

下がり腸は、からだ全体の筋力が低下して腸が下がっている下半身が太りやすいタイプ。冷え腸は、腸そのものが冷えている虚弱腸。たまり腸は、水分や食物繊維が不足し、お腹、腰、お尻まわりが太るタイプ。ガス腸は、肉・お菓子好きで早食い傾向があり、上半身が太るタイプ。ストレス腸は、香辛料やカフェインの摂取量が多く、偏食傾向があり、自律神経が乱れやすいタイプ。1つだけでなく、複数のタイプを抱えている人も多いようです。

私たち「一般社団法人日本美腸協会」は、多くの人々が抱える腸の悩みを解決すべく、2013年に発足しました。以来、多くの方々に「腸の大切さ」についてお伝えし、より健康に、よりキレイになるお手伝いをしてきました。

たくさんの方々が「むくみ腸」をはじめ腸トラブルを解消し、腸内環境を整えて大変身を遂げておられます。

腸が整うと、体も軽くなり、気持ちが楽しくなってきて、いろいろなことに挑戦したくなったという方が多くいらっしゃいます。

本書では「むくみ腸」を解消するための、腸リンパを流す解毒ストレッチを紹介していますが、いずれも体にきつくない軽いものばかりです。腸のためには激しい運動は必要ありません。自分のやりやすいものを継続して行なっていただくことが大切なのです。

併せて、終章で紹介している日常生活でできることも習慣にしていただくと、より効果を感じていただけるでしょう。

本書を通して、腸のむくみを解消し、腸内環境を整えて、すっきりした体や心を取り戻し、人生を楽しんでいただけることを願ってやみません。

一般社団法人 日本美腸協会

※効果には個人差があります。調子が悪くなったら無理をせず、医師に相談してください。

『腸が変われば人生が変わる「腸のむくみ」をとる解毒ストレッチ』もくじ

腸リンパを流す解毒ストレッチ

終章 腸を整えるために大切な日常習慣

装幀　村田隆（bluestone）
イラスト　小倉ともこ
編集協力　鈴木裕子
組版　朝日メディアインターナショナル株式会社
撮影　藤田あい（株式会社 七彩工房）
モデル　椎名桃子（サトルジャパン）
ヘアメイク　田中里佳（シードスタッフ）
スタイリング　小林奈央子

序章

腸内環境が
体調管理のすべて

腸内環境とは？

「腸内細菌」とか「腸内環境」といった言葉をすでにご存じの人も多いのではないでしょうか。「腸内環境が整っていると健康になれるらしい」という情報を耳にしている人もいるかもしれません。

では、なぜ腸内環境が整うと健康が保たれるのでしょう。そもそも腸内細菌とはどのようなものなのでしょうか。腸内環境とは、腸の中に生息する細菌によって左右される、腸の内部環境のことです。

私たち人間の腸、とくに大腸には約１０００種類、１００兆個もの腸内細菌が棲（す）んでいます。腸内細菌叢（さいきんそう）とも、それらが密生している様子をお花畑になぞらえて「腸内フローラ」とも呼ばれます。

「細菌」と聞くと、すべて体に悪さをするものだと思われがちですが、腸内細菌の場合は、体にとってよい働きをする「善玉菌」と悪さをする「悪玉菌」、善玉菌と悪玉菌のどちらか勢力の強いほうの味方につく「日和見（ひよりみ）菌」があります。

善玉菌の主な働きは、腸の消化吸収の促進と老廃物の除去。さらに、食物から短鎖脂肪酸（酢酸、酪酸、プロピオン酸など）を生成し、腸内環境をもっとも働きのよくなる弱酸性の状態に保ち、腸内のバリア機能を高めて細菌の繁殖やウイルスの感染などを防ぎます。それに対し、悪玉菌は有害物質を発生させ、病気や老化を引き寄せる、まさに悪者。日和見菌は、善玉菌が優勢になるとよく働き、悪玉菌が優勢になると悪く働きます。

腸内環境として理想的なのは、善玉菌が2割、日和見菌が7割、悪玉菌が1割のバランスで腸内に生息していること。善玉菌が多ければよいというわけではなく、悪玉菌も存在する意味があり、このバランスが保たれていることが重要なのです。

善玉菌と悪玉菌、日和見菌が理想的なバランスで腸内に生息していれば健康が保たれるのですが、バランスが崩れて悪玉菌が増えると腸内環境は悪化します。増えすぎた悪玉菌は腸内の腐敗を促進させ、硫化水素やアンモニア、インドールやスカトールなどといった有害物質を産生します。

悪玉菌が増える原因としては、脂質中心の食事、不規則な生活などのほか、過度のストレス、食品添加物および抗生剤や抗がん剤などの薬の摂取が考えられます。

また、誰でも歳（とし）をとるにつれ善玉菌が減り、腸内環境が悪化しやすくなります。老化は、誰もが避けることができません。したがって、何も手を打たなければ腸も老化します。ただ、善玉菌を増やす努力をすれば腸内環境をよい状態に保つことができ、腸の老化を食い止めることができます。

■腸内環境が整うと免疫力がアップ

腸内環境が整うと健康が保たれるのは、免疫細胞の７割が腸にあるからです。とくに小腸の粘膜上皮の下の「パイエル板」に存在しています。

免疫とは、ウイルスや細菌、カビなどが体に侵入した時、それを排除する防御システムのこと。「自然免疫」と「獲得免疫」の２段階の免疫システムで体を守っています。

自然免疫は、マクロファージやＮＫ細胞、好中球（こうちゅうきゅう）が担っていて、ウイルスや細菌が体に侵入するとすばやく攻撃を開始し、獲得免疫に通報します。

獲得免疫は、ヘルパーＴ細胞、Ｂ細胞、キラーＴ細胞（細胞性免疫）、樹状細胞、レギュラトリーＴ細胞が担当。自然免疫から報告されたウイルスや細菌を分析して、効果的に攻撃し、体を守ってくれるのです。

腸内環境が整うと、これらの免疫細胞が活性化することがわかっています。つまり、免疫力が上がるのです。

自然免疫と獲得免疫

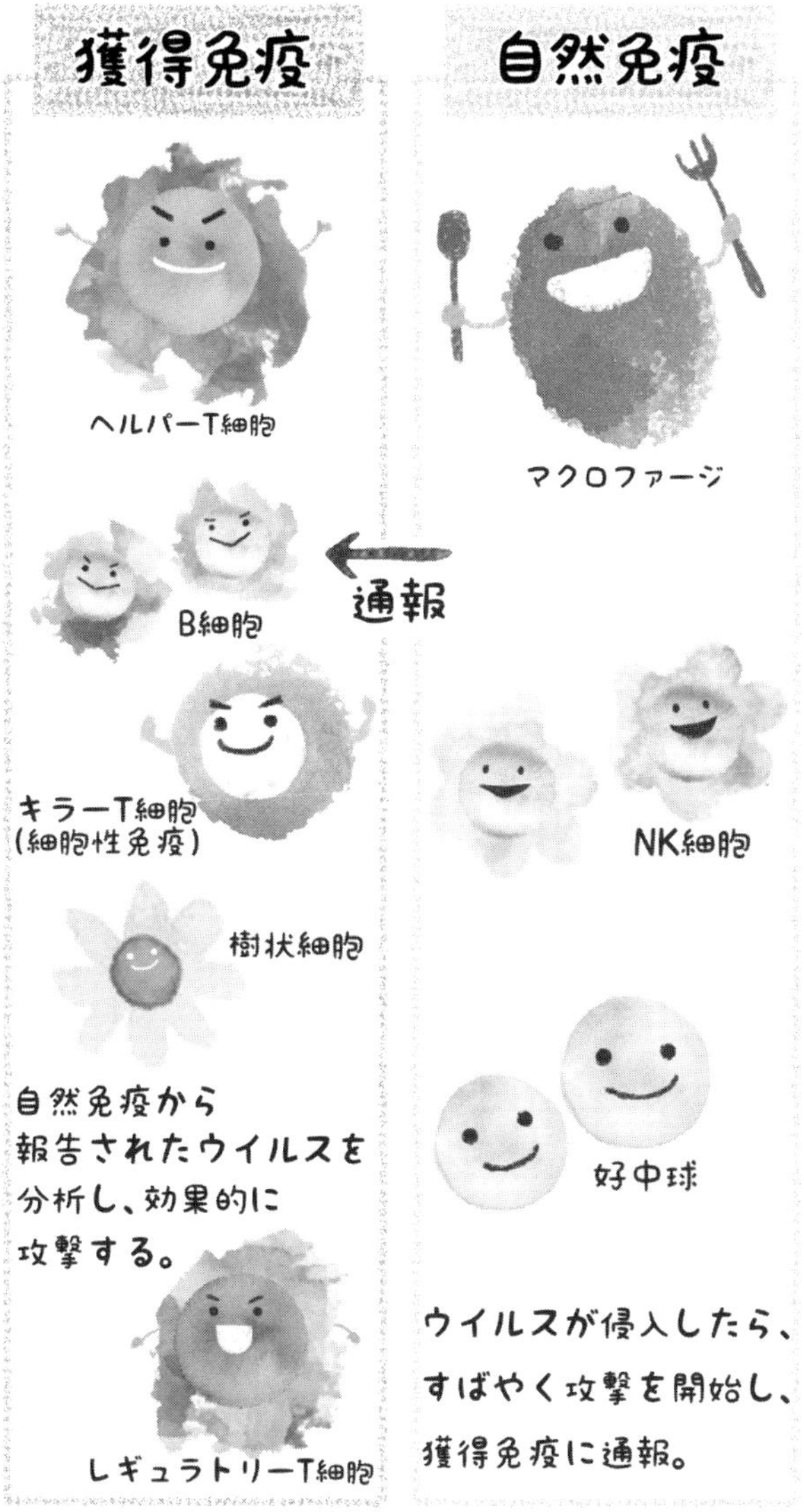

自然免疫

マクロファージ

NK細胞

好中球

ウイルスが侵入したら、
すばやく攻撃を開始し、
獲得免疫に通報。

通報

獲得免疫

ヘルパーT細胞

B細胞

キラーT細胞
(細胞性免疫)

樹状細胞

自然免疫から
報告されたウイルスを
分析し、効果的に
攻撃する。

レギュラトリーT細胞

■自律神経が整い、心身ともに健康に

自律神経もまた、腸内環境と密接に関わっています。腸内環境が整うと自律神経が安定するのです。

自律神経とは、体の各器官の生命活動を調整するため、絶えず働き続けている神経のこと。活動すると優位に働く「交感神経」と、休むと優位に働く「副交感神経」が、バランスを取りながら体をコントロールしています。

自律神経のベストバランスは、交感神経と副交感神経の働きがともに高い状態。現代人は交感神経優位に偏りがちなので、意識して副交感神経を優位にすることが大切です。副交感神経を優位にすることは、腸にとっても重要。腸の蠕動（ぜんどう）運動が促進されるのは、副交感神経が優位な時だからです。

自律神経が整うと、さまざまな不調が改善します。長年悩まされてきたパニック障害が治癒した方、また過敏性腸症候群で続いていた下痢が止まった方もいらっしゃいます。

腸内環境と同様に、自律神経の力も加齢によって減少します。副交感神経の働き

は、男性は30代、女性は40代から急激に低下するといわれています。ちょうど加齢を感じやすい年頃にあたります。したがって、いつまでもいつも若々しくあるためには副交感神経の働きをなるべく低下させないようにすることが大切です。その鍵を握っているのが腸内環境なのです。腸内環境を整えると自律神経も整う、自律神経が整うと腸内環境も整う……という好循環を作り、心身ともに健やかな毎日を送りましょう。

自律神経の働き

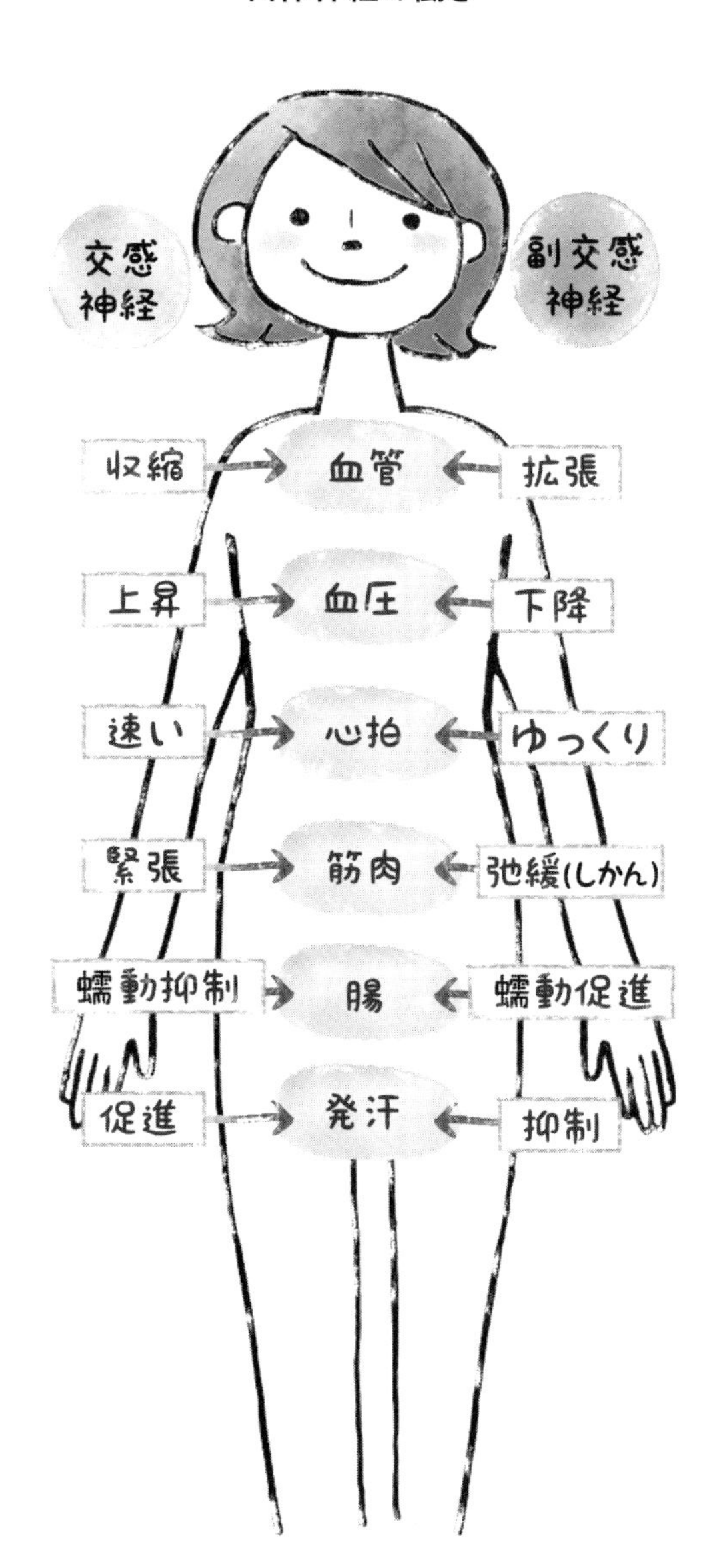

腸は「第二の脳」

脳と腸。一見、関係がないように思われますが、脳と腸は自律神経を介してつながっています。緊張したり、何か気がかりなことがあるとお腹を下してしまう……という経験はありませんか？　それは、脳がストレスを感じると腸に伝わり、腸内環境が悪化して起こる現象です。この関係性を、「脳腸相関」といいます。

また、脳と腸は「迷走神経」というネットワークで、脊髄などを介さずに直接つながっています。そのため、脳と腸ではつねに情報が共有されていて、よくも悪くもお互いに影響を強く受け合っているのです。

多くの臓器は脳の指令によって働きますが、このように腸は脳と対等な関係にあります。腸は、脳からの指令がなくても反応を起こさせる神経系をもっていることから「第二の脳」ともいわれています。

実際、脳で幸せを感じる神経伝達物質「セロトニン」の9割を作っているのは腸内細菌。やる気を生み出す「ドーパミン」を合成するビタミンを作るのも腸内細菌です。

さまざまな不調は「腸のむくみ」が原因

残念ながら、現代人の多くは腸内環境がよい状態ではありません。その背景には、食生活の変化や運動不足、ストレス社会の増大などがあると考えられます。

腸内環境や腸の働きについて注目されるようになったのはここ20年ほどのことで、一般の方たちだけでなく医療の専門家の間でも、理解が深まっているとはいえないのが現状です。

ただ、コロナ禍で腸内環境の大切さがクローズアップされ、腸活（腸内環境を整えること）が見直されるようになりました。新型コロナウイルス感染症では、高齢者や肥満の人、糖尿病などの基礎疾患をもつ人が重症化リスクが高いといわれてきましたが、これらの人に共通するのは「腸内環境が悪い」ということです。

実際、腸内環境が悪いと高血圧になったり、高脂血症が悪化したり、認知症の要因にもなったりすることがわかっています。

腸内環境を作っている腸内細菌は目視ではなかなか確認できないので、腸内環境が悪化している腸がどのような状態なのかイメージしにくいと思いますが、医師によれば、手術などでお腹を開けると「腸がむくんでいる＝余分な水分が腸の粘膜などに入り込んでたまり、ぼってりしている」のだといいます。

したがって、腸内環境を整えるには、腸にたまっている水分を取り除き、むくみを解消する必要があるのです。

本書では、むくんだ腸（「むくみ腸」）を改善していくためのセルフケアの方法として、腸のリンパの流れをスムーズにしてむくみを取る「腸リンパを流す解毒ストレッチ」を紹介したいと思います。

1章

腸のむくみは
腸の劣化のはじまり

むくみ腸とは?

「腸がむくむ」とは、どのようなことなのでしょう。

「むくみ」に関しては、女性の場合、「夕方になったら、靴がきつくて足が入らなくなってしまった」「朝起きたら、顔が腫れたようにパンパンになっていた」などなど、経験している人が多いのではないでしょうか。

じつは、腸にも同じようなことが起こります。手足や顔のように、腸もまた、むくみやすい部分なのです。

大腸内では、腸壁を通して便に含まれている水分を吸収します。便を硬くするためです。余分な水分は排出されるのですが、ここできちんと排出されないと、細胞間(細胞の中でも血管の中でもない場所)にたまり、むくみが生じます。これが、腸がむくんだ状態(=むくみ腸)です。

このとき、ただ水がたまって腸が腫れた状態になるだけではありません。大腸内では、つねに栄養素や電解質などが代謝され、その結果、老廃物や二酸化炭素が発生します。それらは体にとってはすでに不必要で、言ってみればゴミのようなものです。

本来なら、それらを血液が回収して血管に戻され、腎臓に運ばれて水分と一緒に膀胱を経由し、体外に排出されるのですが、むくみが生じると水分とともに老廃物や二酸化炭素が細胞間にたまってしまいます。それによって大腸内の細菌のバランスが乱れ、体にさまざまな不調が生じてしまうのです。

■むくみの主な原因は血流障害

体内の水分は、血管やリンパ管（38ページ）を通って全身を巡っていますが、心臓や腎臓、甲状腺などの病気によって血流障害が起きたり、長時間同じ姿勢を続けたりして血流が悪くなると、水分も滞ってむくみが生じてしまいます。

このことは腸にも当てはまります。つまり、腸に水分がたまる主な原因は、腸の血流障害です。

腸の血流障害を引き起こす原因は、いくつか考えられます。

まず、家事を含め立ち仕事やデスクワークが長時間続いて体を動かさないと、腸に刺激がいかないため血流が悪くなります。

「冷え」も、腸の血流障害を引き起こします。体が冷えて血管が収縮すると血流が悪くなり、血中の水分が滞ります。腸も同様です。冷えると腸の血管も収縮し、血流が悪くなってむくんでしまうのです。

さらに、ストレスも引き金になります。ストレスによって自律神経が乱れることで血流が悪くなり、腸の血流も滞ってしまいます。

自律神経が乱れるという意味では、「朝食を食べない」「熱いお風呂に入る」ということも、腸の血流障害につながります。朝食を抜くと、体内時計のリズムが狂って自律神経の乱れを招きますし、熱いお湯につかると体が熱さをストレスに感じて自律神経が乱れてしまうのです。

便秘も腸の血流を阻害します。便秘が続くと腸内環境が悪化、それによって自律神経が乱れ、腸に血流障害が起こるというわけです。便秘解消のためにと下剤を飲み続けていると、腸の粘膜が炎症を起こし、血流障害が加速してしまいます。

■こんな人は「むくみ腸」かも

手足や顔のむくみと違って腸のむくみは目で確認することはできませんが、体の症状としてさまざまなシグナルを出しています。次に挙げる症状を自覚している人は、腸がむくんでいる可能性があります。

・食欲がない

腸がむくんでいると蠕動(ぜんどう)運動が弱まり、食べた物が腸管内に停滞します。その結果、食べるとすぐにお腹がいっぱいになり、正しい空腹感が得られないので食欲が低下してしまうのです。

・ダイエットしてもやせない、太りやすい

腸がむくんでいると、必ずそこに水分がたまっています。水分は生きていく上で不可欠なので、体は定期的に水を欲しがります。そこで水分を補給すると、すでに水分過多の状態になっている腸にさらに水がたまるため、「食事の量を控えているのに、体重が減らない」ということが起こります。また、腸には栄養素の分解・吸収の働きがありますが、腸がむくむとその働きが鈍くなります。すると、脂肪や糖の分解がうまく行なわれず、太りやすくなってしまうのです。

・便秘が慢性化している

便秘とむくみ腸は切っても切れない関係にあるので、便秘が慢性化している人は腸がむくんでいる可能性が高いのです。

・下剤を飲み続けている、もしくは過去に飲んでいた

下剤が腸を傷めることがあり、むくみ腸になっているかもしれません。

・下腹がぽっこり出ている

もともと腸は構造的に下垂しやすく、そのため下腹が出てしまいがちです。腸がむくむと、たまった水分によって重くなるので腸はどんどん下がり、ぽっこり下腹になってしまいます。

・ハードな運動が習慣化している

詳しくは後述しますが、腸のむくみを解消するためには運動も大切ですが、やりすぎると逆効果。運動によって乳酸などの老廃物が生まれ、それが腸をむくませることにもなりかねません。また、夜に運動をすると深夜になっても交感神経が優位のままになり、睡眠の質が低下して自律神経が乱れるので、腸のむくみを招きます。

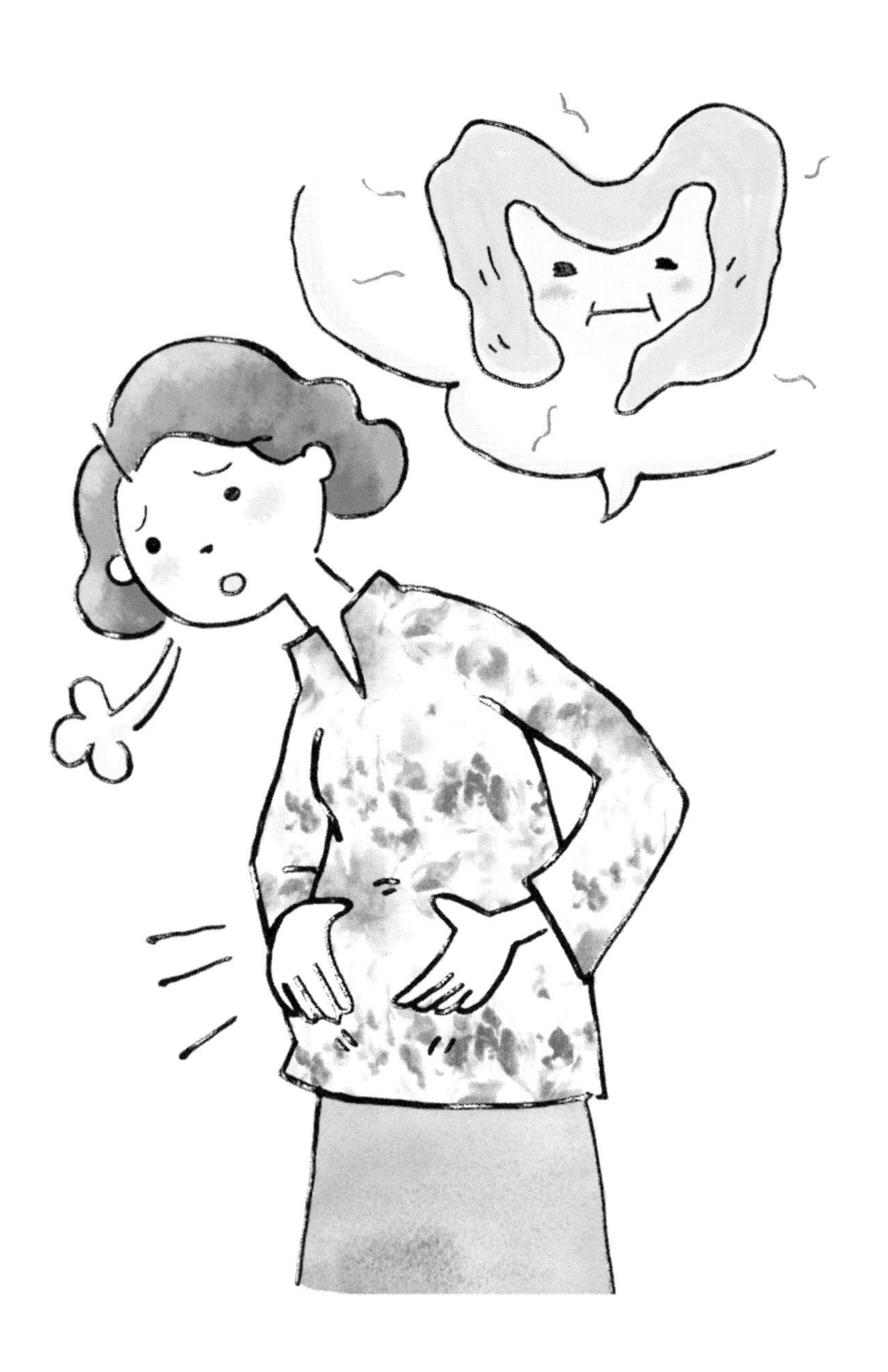

■「心のむくみ」が腸をむくませている⁉

腸のむくみの主な原因は血流障害ですが、とくに現代人の場合、自律神経のトラブルによって血流が妨げられているケースが少なくありません。

仕事と家庭の板ばさみになって時間にも心にも余裕がない、ご近所や仕事先の人間関係がギクシャクしている、仕事がうまくいかない……など、気づけば身のまわりにはストレスの種がいっぱいです。

ストレスがかかった状態が続いたり、ホルモンバランスが乱れたりすることによって交感神経が過剰に働きます。交感神経には血管を収縮させる働きがあるので血流は滞り、腸はどんどんむくんでしまいます。

腸がむくんでいると腸内環境が悪くなり、それがまた脳につながってメンタルが低下します。いわば、心がむくんでいる状態です。

心がむくむとメンタルはどんどん弱くなり、よりストレスを感じやすくなります。すると、さらに腸がむくむ……という負のスパイラルに陥ってしまうのです。

あなたの心の状態はいかがでしょう。次に挙げる項目のうち、1つでも当てはまるものがあったら、腸がむくんでいるかもしれません。

・ちょっとしたことで、すぐに落ち込んでしまう
・いつもイライラしていて怒りっぽい
・人からの評価が気になってしかたがない
・取り越し苦労ばかりしている
・感情の起伏が激しい
・ぐっすり眠れない
・漠然とした不安にかられる
・集中力が続かない

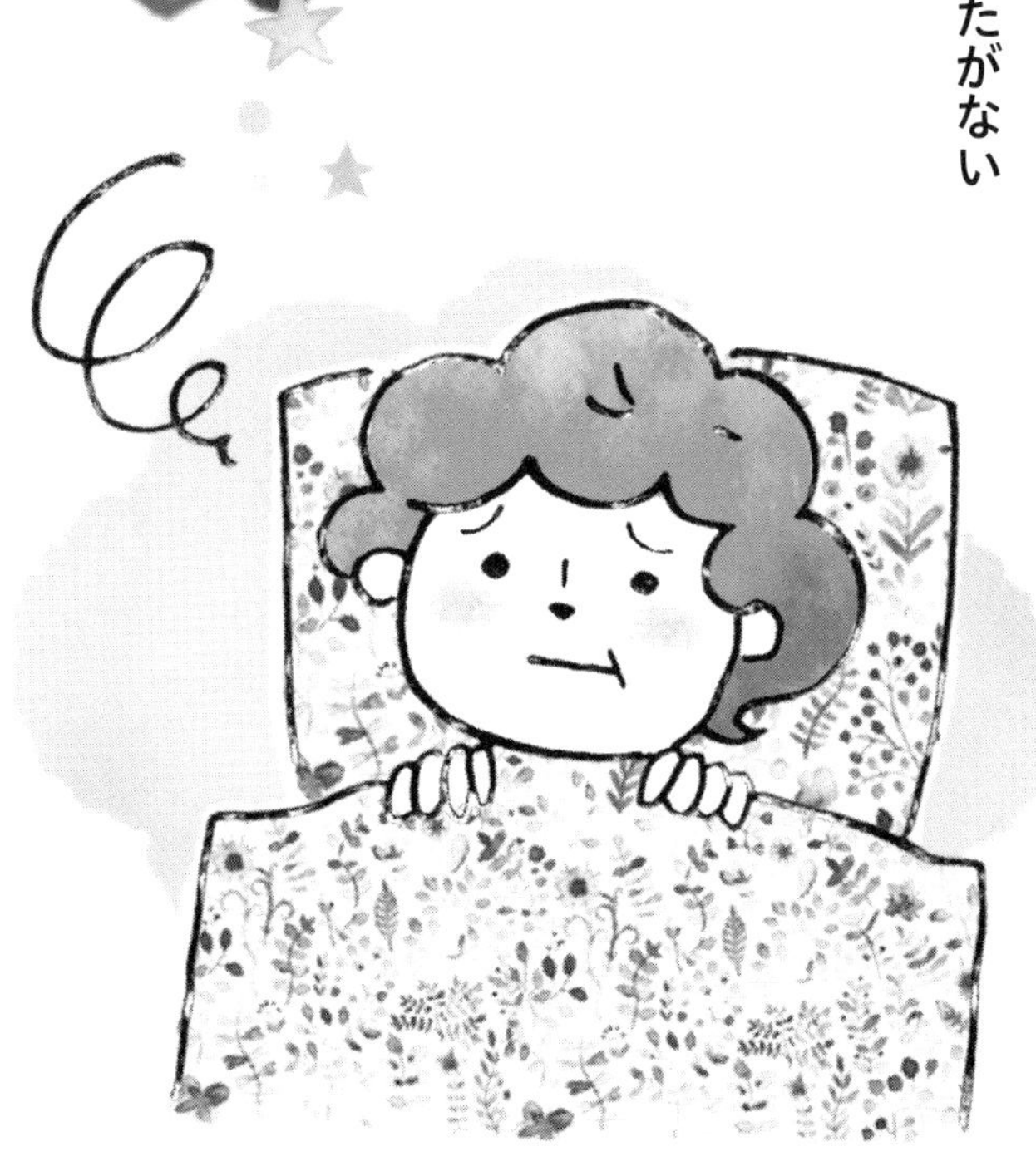

むくみ腸改善の鍵を握るのは「大腸」

腸は、口から肛門まで続く「消化管」の一部。口から入った食べ物は、食道を通って胃に運ばれます。食べ物はそこで、胃液とともにドロドロにかくはんされ、消化されやすい形状に変わって十二指腸、小腸へ運ばれます。

小腸で本格的に消化が行なわれ、体に必要な栄養素が吸収されて、不要なもの（食べカス）は大腸に送られます。大腸は、その食べカスから水分を抜き取り、便にして肛門へ運びます。

この一連の流れを担う器官群を「消化器系」と呼びます。つまり、小腸・大腸は消化器系の一部ということになります。

消化管の働き

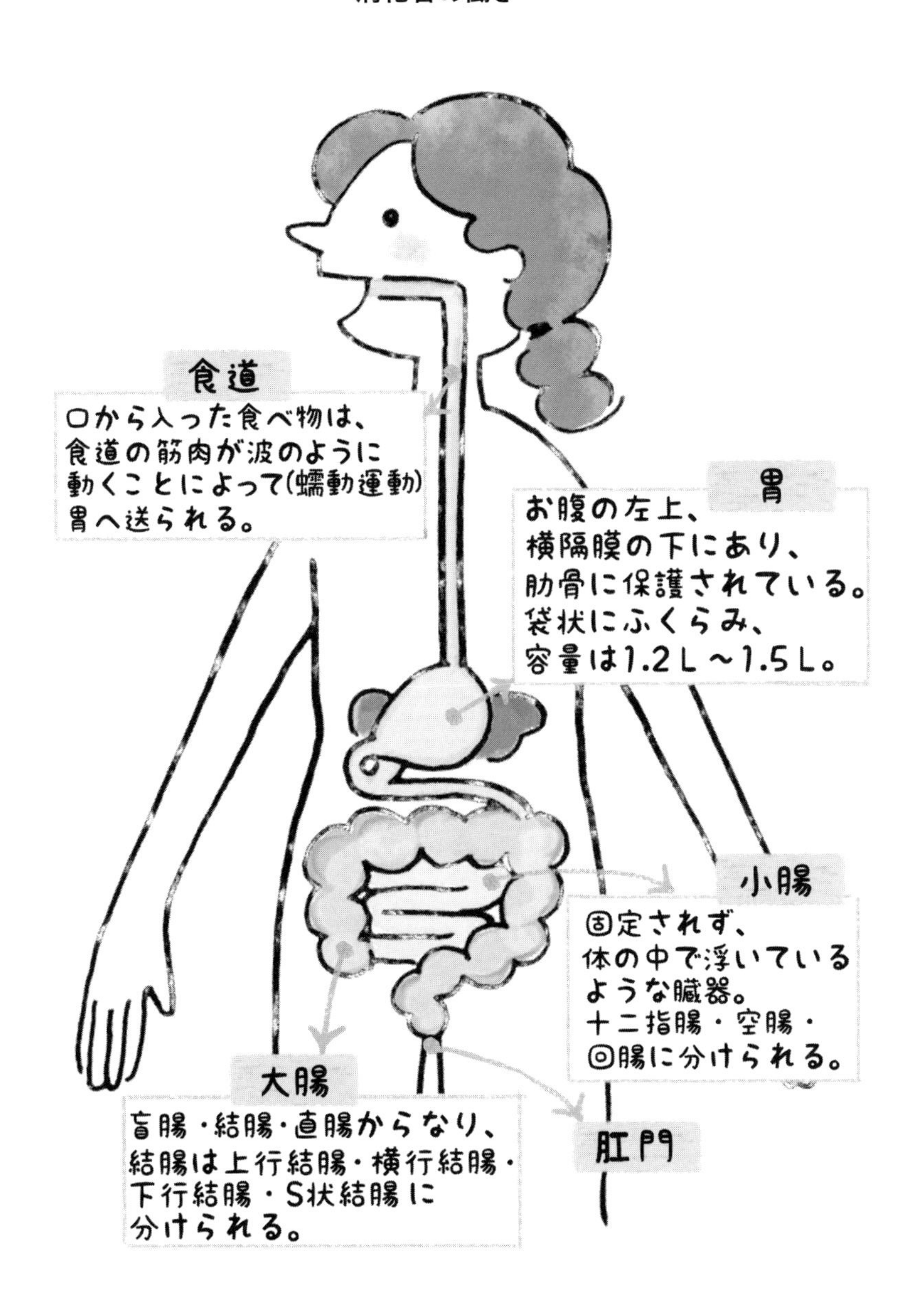
食道
口から入った食べ物は、
食道の筋肉が波のように
動くことによって(蠕動運動)
胃へ送られる。
胃
お腹の左上、
横隔膜の下にあり、
肋骨に保護されている。
袋状にふくらみ、
容量は1.2L～1.5L。
小腸
固定されず、
体の中で浮いている
ような臓器。
十二指腸・空腸・
回腸に分けられる。
大腸
盲腸・結腸・直腸からなり、
結腸は上行結腸・横行結腸・
下行結腸・S状結腸に
分けられる。
肛門

■小腸で栄養素を吸収、老廃物を大腸が排出

小腸と大腸では、それぞれ働きが異なります。

胃から続く小腸は、十二指腸・空腸(くうちょう)・回腸(かいちょう)からなり、成人でおよそ7～8mと臓器の中では最も長い器官。脳の司令がなくても自力で栄養素を吸収できる臓器です。

小腸の役割は3つあります。1つめは、食道から運ばれてきた食べ物の栄養素を効率よく消化、吸収すること。空腸と回腸では、さまざまな消化酵素や蠕動運動で食べ物を吸収しやすいように分解し、口から入った食べ物の9割を吸収します。

2つめは、免疫細胞の生息地としての役割です。回腸では、「パイエル板」と呼ばれる、病原菌やウイルスを捕獲して撃退する組織が独自の免疫機能を発揮し、ウイルス感染を防御します。ちなみに、ここに人間の免疫力の約70％が集約されています。

3つめは、幸せホルモンである「セロトニン」の生成と分泌です。

一方、大腸は成人でおよそ1・5mの長さで、盲腸・結腸・直腸に分けられます。大腸の役割は2つあります。1つめは、小腸で消化・吸収されなかった食べ物のカスから水分を抜き取ること。2つめは、それを便として排泄(はいせつ)することです。この機能が

低下するとむくみ腸を招いてしまいます。

したがって、むくみ腸を改善するには大腸を整えることがとても重要です。大腸の働きが整うと余分な水分が排出されるだけでなく、老廃物も便としてスムーズに排出されます。それによって美肌効果やアレルギーの改善が期待でき、気力も充実。便秘が改善するので、「むくみ腸→便秘→むくみ腸……」という悪循環から抜け出すことができます。

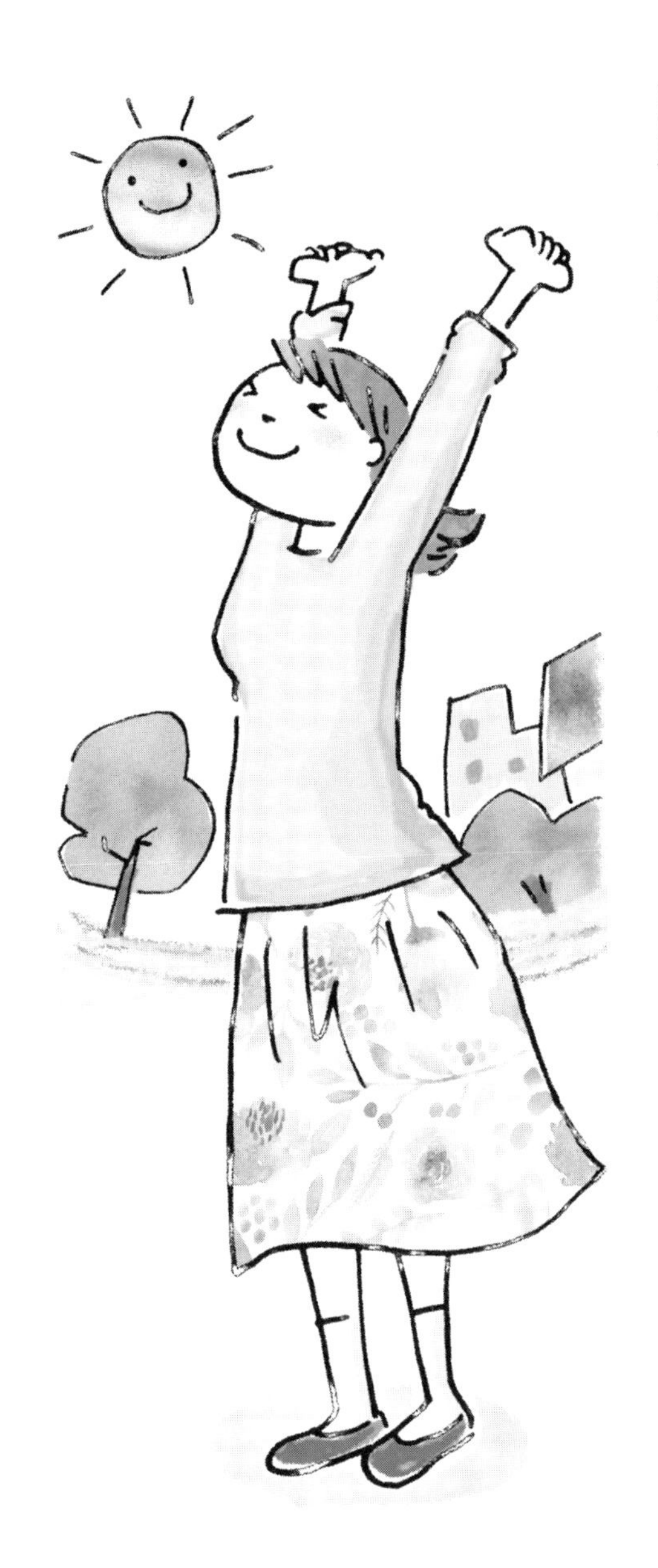

腸がむくむと、何が起こる？

腸にむくみが生じると、腸そのものの機能が低下します。

そこで何が起こるかといえば、まずは消化吸収が悪くなるので体に必要な栄養素を十分に摂ることができず、栄養障害が起こります。

症状としては、下痢や体重減少、貧血などのほか、エネルギーが作れないので体がだるく、気力もわきません。

さらに、とくに大腸には老廃物や毒素など、体にとってありがたくない物質を排出する働きがあるので、その力が弱くなれば、老廃物や毒素が腸内に留まってしまいます。それによって何が起こるかといえば、腸内環境の悪化です。老廃物や毒素によって腸内に炎症が起こり、腸内環境が悪くなってしまうのです。

腸が炎症を起こしていると言われてもピンとこないかもしれませんが、便秘や下痢も炎症によって引き起こされますし、腸の粘膜がただれるのでお腹が痛くなったり、お腹が張ったりもします。

さらに、美容面でもトラブルが発生します。十分に栄養素を吸収できず、老廃物をうまく排出できないことから、肌のターンオーバーが滞り、顔色がくすんだり、シワやシミ、たるみが増えたりします。同じ理由で、髪の毛もパサつきやすくなり、実際の年齢以上に、見た目の老化が進んでしまいます。

■重篤な腸の病気につながる恐れも

腸がむくんで便秘の状態が続き、腸内に便が長く留まると便が腐敗して、さまざまな腸の病気を引き起こします。大腸の管の粘膜層の一部にイボができる「大腸ポリープ」や、大腸がけいれんして腹痛が起こる「過敏性腸症候群（ＩＢＳ）」、腸が詰まる「腸閉塞」など、近年増えている腸の病気はいずれも便秘が原因です。

さらに、大腸の壁ががん化する「大腸がん」。これも便秘から発展した病気です。大腸がんは、日本女性のがん死亡率の1位。「たかが便秘」と侮っていると腸のむくみが進行し、それによって便秘がさらに悪化して、命が危険にさらされかねません。

■血液&リンパの流れをよくして「むくみ腸」を改善

むくみ腸の主な原因は血流障害ですから、腸のむくみを解消するためにはまず、血流をよくすることが肝心です。それには運動が効果的です。

ただし、いきなり激しいスポーツを始めると、呼吸が浅く速くなって交感神経が過剰に働いて、かえって血流が悪くなりかねません。

腸のむくみを解消するという点では、ウォーキング程度の適度な運動（＝呼吸が浅くならない・速くならない運動）がよいでしょう。

さらに、腸を刺激するストレッチもおすすめです。それも、血流を促すだけでなく、「リンパ」にフォーカスしたストレッチが非常に効果的です。

リンパとは体の浄化システムのことで、ストレッチによってリンパを刺激すると、余分な水分や老廃物、毒素などの排出が促され、むくみ腸が改善します。

3章で紹介する「腸リンパを流す解毒ストレッチ」を習慣にして腸のむくみを解消し、解毒力・免疫力の高い、健やかで美しい体を手に入れましょう。

2章

むくみ腸を解消する
腸リンパ流し

腸リンパとは？

むくみ腸をはじめとする体の「むくみ」の主な原因は、血流障害であることは前章で述べましたが、血液のほかに「リンパ」もむくみに大きく関係しています。

では、リンパとは何なのでしょうか。

■むくみとリンパの関係

体には、中心部から末梢（まっしょう）に物質を送り、逆に末梢から中心部に物質を運搬する働きがあります。これを「循環器系」と呼びます。

循環器系には、心臓と血管で構成される「血管系」と、リンパ管とリンパ節で構成される「リンパ管系」があります。そして、血管は血液を、リンパ管はリンパ液を運搬します。

まず、血液と血管の働きから説明しましょう。

私たち人間の体は約37兆〜60兆個の細胞でできているといわれていますが、細胞が生きていくには酸素と栄養素が必要で、それらを全身の細胞に運んでいるのが血液です。

心臓から送り出された血液は、動脈を通って体の隅々に運ばれます。動脈は次第に細くなり、最後に細かく枝分かれして網目のような毛細血管に。この毛細血管にはごく小さな隙間があり、そこから血漿（けっしょう）の一部がしみ出して組織液（体液）となります。

細胞は、この組織液に浸されていて、必要な分だけ酸素や栄養素を吸収します。それと同時に、使い終わった老廃物や水、二酸化炭素、有害物質などを排出します。

細胞から排出された老廃物や二酸化炭素などのゴミは、余った水分と一緒に静脈側の毛細血管に回収されます。

ただし、その時にすべてのゴミが回収されるわけではなく、一部の水や老廃物などは回収されずに残ります。ここで、リンパ管とリンパ液の出番です。

残った水や老廃物を回収するのが「リンパ管」で、老廃物など体に悪さをするものを取り除く役目をもっているのが「リンパ節」、回収されたものが「リンパ液」です。一般的には、これらを合わせて「リンパ」と呼んでいます。

リンパ液には、代謝の後に出る老廃物や死んだ細胞のほか、細菌やウイルスなどの有害物質、体の中で利用されなかった脂肪や糖質、分子が大きくて毛細血管に取り込まれないタンパク質、運動などによって生まれる疲労物質「乳酸」などが含まれています。つまり、言ってみれば「ゴミ」がリンパ液には含まれているということです。

リンパ液は、リンパ管のルートを流れていき、最終的に頸（くび）のところで血液の中に戻されます。これで、余分な水の回収が終わります。

ところが、リンパ管でも水を回収しきれないことがあります。たとえば足なら、重力に逆らって水を上に送らなければいけません。その時、うまく上に送ることができないと、その水が細胞のまわりに徐々にたまってしまいます。これが「むくみ」です。

回収されずに細胞のまわりにたまった水には、老廃物や有害物質、疲労物質なども含まれています。足がむくんだ時、パンパンに腫れるだけでなく疲れが抜けない感じがするのは、そのためです。腸がむくんでいる時も同様です。

繰り返しになりますが、余分な水分や老廃物は大腸から排出されます。それを、腸に存在するリンパ管が回収するのですが、回収しきれなかった水が腸の細胞のまわりにたまって腸がむくんでしまいます。その水にはゴミが含まれているので、それが腸内環境を悪化させてしまうのです。

血管系とリンパ管系

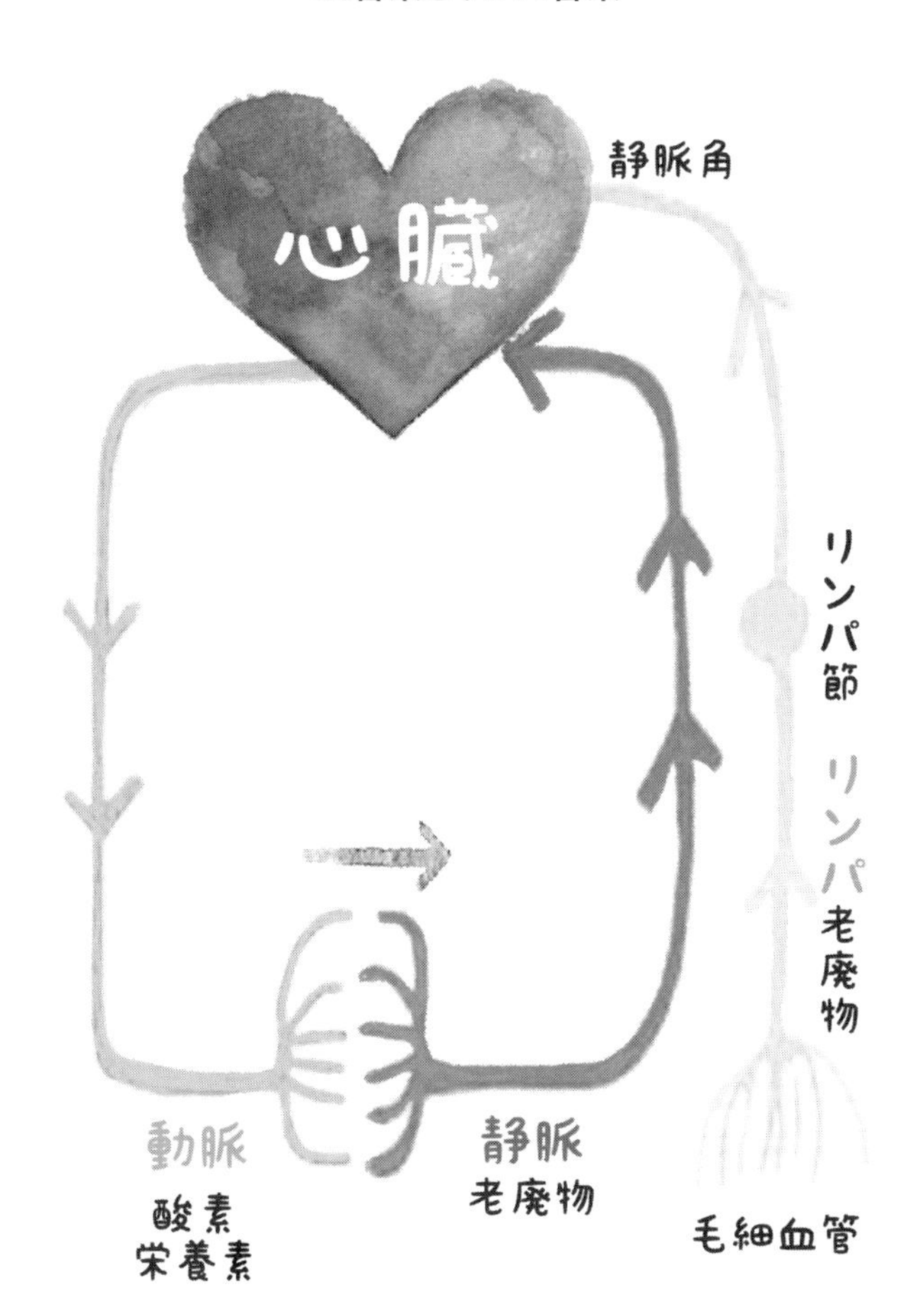

心臓から血液を巡らせ、細胞に酸素や栄養素を運搬。細胞で行なわれた代謝の後に出た老廃物や二酸化炭素などを毛細血管が回収し、静脈から心臓に戻される。静脈で回収できなかった老廃物やタンパク質、脂肪、有害物質などをリンパ管が回収し、リンパ液となって左右の鎖骨の奥にある静脈角に集められ、心臓に戻される。

腸にリンパが集まっている

リンパ管系は、全身に網の目のように張り巡らされていますが、とくに腸にリンパ節が多く集まっています。

わきの下の腋窩(えきか)リンパ節が30～40、首の頸部リンパ節が20～30なのに対して、腸のリンパ節は３００。大腸に水がたまりやすいため、それを回収するためにリンパ管が発達しているのです（左ページの図参照）。

では、なぜ大腸に水がたまりやすいのでしょう。

私たち人間は、１日に十数リットルもの消化液を自分で生成しています。

胃から、細菌を殺す「胃酸」、十二指腸では、食物を細かくする「膵液(すいえき)」、空腸からは消化の最終確認をし、１個のアミノ酸、ブドウ糖にまで分解する「腸液」が出ています。これら消化液を途中で吸収してしまうと消化・吸収が十分行なわれなくなってしまうので、大腸に達するまでは水分をキープしながら、最終的に大腸で水分をほぼすべて回収します。この時、大腸の血管系とリンパ管系が連携して働いて、水分を一定に保っています。

全身のリンパ節とリンパ管

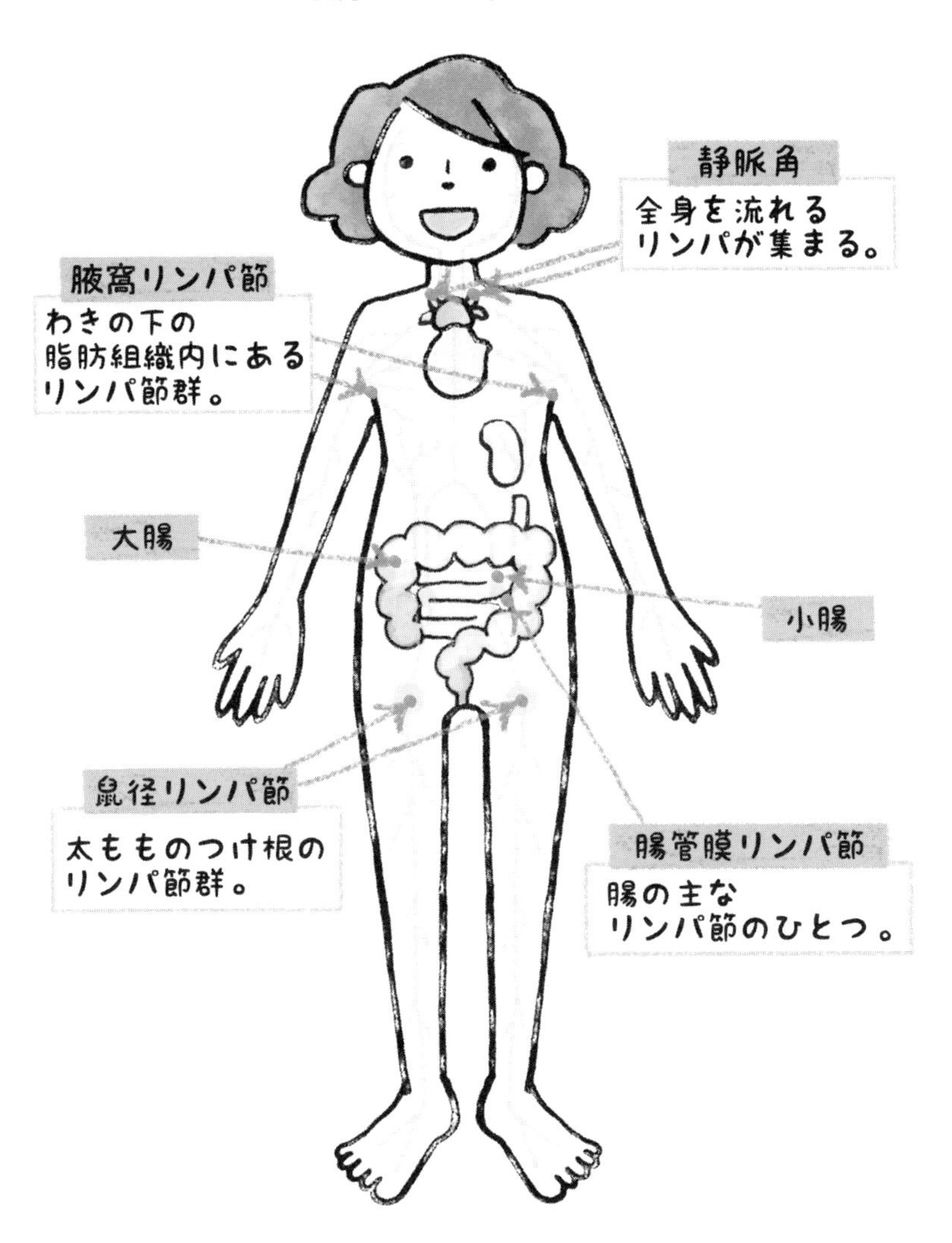

リンパ節は、全身に300～600個配置されている。本書では、腸のリンパ節だけでなく、腸に関わりの大きい部位のリンパ節も刺激して全身のリンパの流れを促進。ダブルの効果で解毒力＆免疫力をよりアップ！

ところが、血流障害を起こしたり、リンパ液が滞ったりしてしまうと回収しきれない水分が細胞のまわりにたまって、腸がむくんでしまいます。ですから、腸のむくみを解消するには、腸の血流やリンパ液の流れをよくすることが大切なのです。

ただし、ここに大きな問題があります。

血液は、心臓が収縮することによって流れていきます。心臓が全身に血液を送り出すポンプの役目をしているわけです。一方、リンパ液を運搬するリンパ管には、心臓のようなポンプがありません。

その状態で、リンパ管はどうやってリンパ液を流しているのかというと、自らを収縮させて流しているのです。

心臓は1分間に60〜80回収縮しますが、リンパ管の収縮は1分間に6〜10回程度。そのため血液は勢いよく流れますが、リンパ液の流れはとてもゆっくりです。

リンパ管の収縮のほかに、血管（動脈）の拍動、呼吸、消化器の運動、筋肉の収縮や関節の動き、ストレッチやマッサージなどの刺激によっても、リンパ液の流れが促されます。

リンパ管の中には弁がついていて、リンパ液が逆流しないようになっています。それによって、リンパ液はゆっくりながらも同じ方向に流れることができるのです。

では、どのような時にリンパ液は流れにくくなるのでしょうか。それは、1章でお話しした血流障害を起こすシチュエーションとほぼ重なります。

同じ姿勢を長時間続けている時、体が冷えた時、ストレスを抱えていて副交感神経の働きが悪くなっている時……などです。

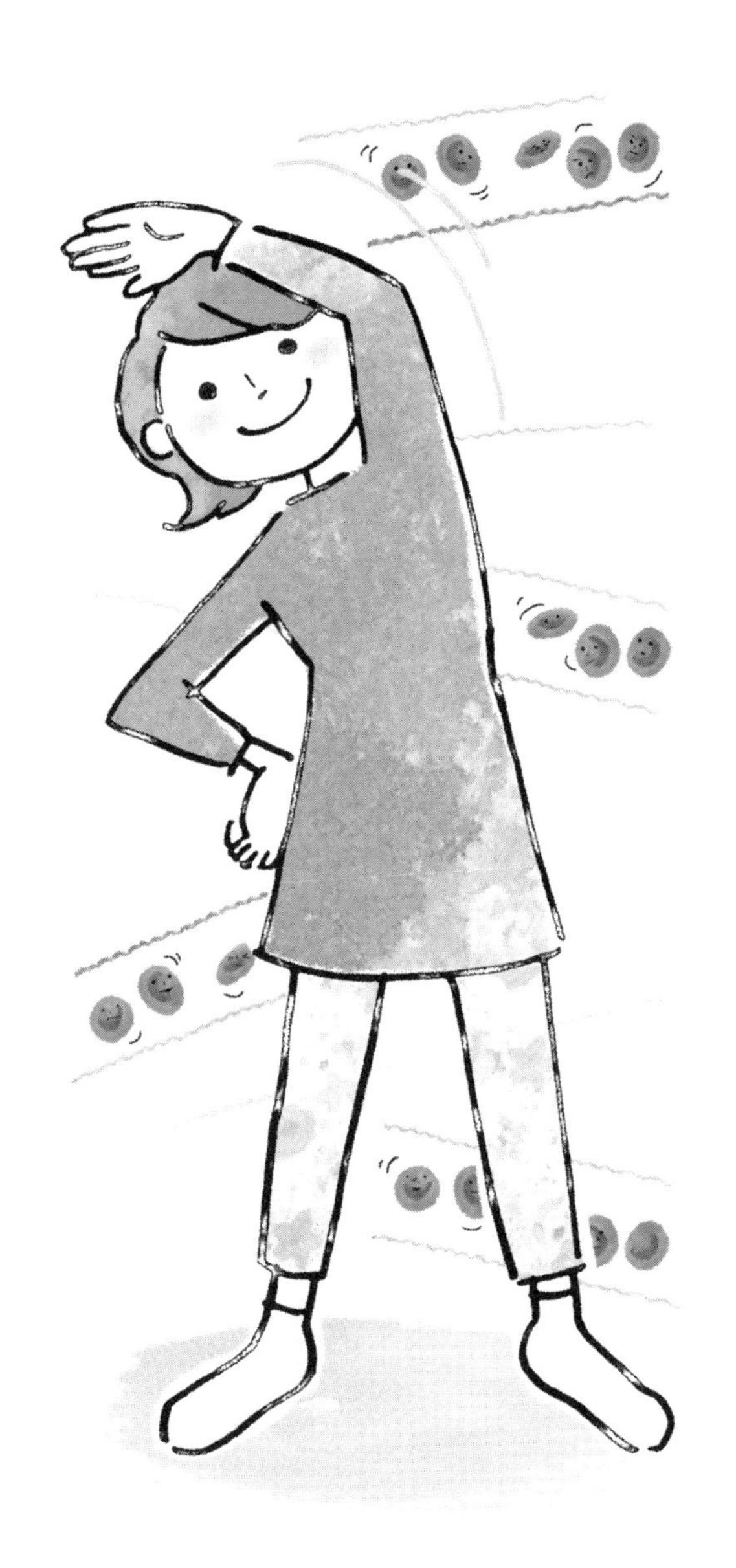

■「リンパ節」が細菌やウイルスの侵入を阻止

この章の冒頭で少し触れましたが、リンパ節は老廃物など体に悪さをするものを取り除く役目をもっています。リンパ節は米粒～大豆くらいの小さな膨らみで、全身に張り巡らされているリンパ管のところどころに存在し、私たちの体を守ってくれているのです。

リンパ節では、細菌やウイルスなどの外敵を撃退する「リンパ球」が作られているほか、外敵が全身に広がらないように、異物を取り除くフィルターの役目も担っています。いわば「関所」のような働きをしているのです。

私たちの体の中には、大小のリンパ節がおよそ600個あるとされています。大きなリンパ節が分裂して小さなリンパ節ができ、それらが体の表面や深部に点在していると考えられます。

リンパ節の中には、免疫機能をもっている細胞が存在しています。

たとえば「マクロファージ」。マクロファージは白血球の一種で、細菌やウイルスなどが体の中に侵入してくると、それらを食べて分解してしまうのです。

細菌やウイルスの中には、マクロファージの攻撃をすり抜けてしまうものもいますが、そうすると「リンパ球」が出てきて、再度攻撃。リンパ節はいくつも繋がっているため、細菌やウイルスが1つのリンパ節をすり抜けたとしても次のリンパ節で捕らえられるというふうに、リンパ節は、これでもかこれでもかと外敵と戦ってくれているのです。

病気をしたり、怪我をしたりした時に、リンパ節が腫れた経験はありませんか？リンパ節の中に眠っていたリンパ球が、侵入してきた細菌やウイルスを倒そうと目を覚まし、どんどん増殖して血液の中に入り、外敵が侵入した場所へ駆けつけるからです。リンパ節が腫れているのは、リンパ球がたくさん作られ、外敵と戦ってくれている証拠なのです。

■健康と美容に「腸リンパ流し」は不可欠

リンパ節は懸命に私たちの体を守ろうとしてくれます。しかし、同じ姿勢を続けていたり、運動不足だったりで筋肉が硬くなり、リンパ節が圧迫されると、働きが鈍くなってしまいます。

そうなればリンパ球も十分働けず、免疫機能は低下します。さらに、リンパ液の流れも悪くなるので、体の中に老廃物や有害物質がたまります。

とくに、もともと水がたまりやすい腸にはこれらのゴミがどんどん集まってしまいます。すると腸がむくみ、それによって腸の機能が衰えて老廃物の排出がうまくできなくなり、さらにむくむ……という悪循環が起こり、1章で述べたようなトラブルが起きてしまいます（34〜35ページ）。

したがって、腸のむくみを改善するには、血液の循環をよくすることに加えて、腸リンパの流れをよくすることがとても重要なのです。

腸リンパの流れをよくすればむくみが改善し、腸の解毒力や免疫力がよりアップし、病気知らずで、何歳になっても若々しく、美しい体を手に入れることができるのです。

「深部リンパ」を刺激して、腸のむくみを撃退

リンパ管には、2つの種類があります。1つは、皮膚と筋肉の間を通っている「浅部リンパ」。もう1つは、筋肉と血管の間を通っている「深部リンパ」です。

リンパの流れをよくするための方法としてよく知られているのは、手技によってリンパの流れを促す「リンパマッサージ」（「リンパドレナージュ」とも）。リンパマッサージの特徴は、肌の表面を手でやさしくさすることですが、それは浅部リンパの流れを促しているのです。

腸はお腹の中に入っているので、腸の表面を直接触ることはできませんが、お腹をマッサージしたり、ストレッチをしたりしてお腹の筋肉を刺激すると、腸の浅部リンパの流れをよくすることができます。

ただし、浅部リンパにはリンパ液全体の6％しか流れていません。94％は深部リン

パを流れ、老廃物や有害物質を回収して流しています。

ということは、深部リンパを刺激したほうが、断然排出効果が期待できるのです。

そこで次章では、腸周辺の筋肉（腹筋）の中を流れる深部リンパを刺激して老廃物を一気に流し、解毒力と免疫力を高める「腸リンパを流す解毒ストレッチ」を紹介します。


具体的には、外から胃や腸を直接的に刺激してリンパの流れを促す「腸もみ」「胃もみ」「ツボ押し」などのほか、腸を支える大腰筋や腸骨筋、腸を守る横隔膜や多裂筋、腹横筋、骨盤底筋群などの深部リンパを刺激するメソッドです。リンパの流れをよくするだけでなく、むくみによって下がってしまった腸を引き上げ、正しい位置に戻す効果もあります。それによって、リンパの流れがよい状態をキープできます。


お腹まわりの筋肉が鍛えられ、下がってしまった腸が正しい位置に戻れば、ぽっこり出たお腹やだぶついたウエストまわりもすっきりします。

「腸リンパを流す解毒ストレッチ」を習慣化して、病気知らずの健やかな体と、バランスの取れた理想的なスタイルを手に入れましょう。

3章

腸リンパを流す
解毒ストレッチ

「1：2呼吸法」で腸に刺激を与える

ストレスを感じたり、集中したり、長時間座りっぱなしの状態が続いたりすると、呼吸が浅くなり、交感神経が過剰に働きます。すると腸もこわばって蠕動運動が弱まり、リンパの流れが悪くなるので腸がむくみやすくなります。そんな時は、深呼吸をしましょう。自律神経のバランスが整って、心が落ち着きます。深く呼吸をすると横隔膜が動くため、腸の刺激にもなります。

細かいテクニックにこだわる必要はありません。おすすめは、鼻から5秒間で息を吸って、口から10秒かけて吐く「1：2呼吸法」。本章「腸リンパを流す解毒ストレッチ」の導入ストレッチ②でも紹介している呼吸法です。座った姿勢で行なってもOK。家事やデスクワークの合間に行なうとよいでしょう。ポイントは、途中で息を止めないこと。この呼吸を数回続けるうちに体や心の緊張が解け、腸も動きだします。

軽めの運動と筋トレで腸を刺激する

腸リンパや血液の流れをよくするためには、腸のまわりの体幹と、腸を下から支える下半身の筋肉を鍛え、キープすることが大切です。

腸に効果的な運動は、本章で紹介する「腸リンパを流す解毒ストレッチ」のほか、ウォーキングも適しています。激しく体を動かすよりも、軽めの運動のほうが副交感神経を優位にし、腸の蠕動運動を促します。軽い運動でも、体を動かせばリンパや血液はきちんと流れるようになるのです。

筋肉は、20代をピークに減っていき、40代に入ってガクンと落ちます。これは老化現象なので避けることはできませんが、運動習慣がある人は筋肉の減少がゆるやかになります。ストレッチやウォーキング以外にも、日常生活の中で意識的に体を動かすようにしましょう。

「押す・もむ・伸ばす」で腸を解毒する

むくみ腸の人は、腸に限らず全身のリンパの流れが滞りがちなので、まずは「リンパが流れやすい体」を作ることが大切です。

そこで、「腸リンパを流す解毒ストレッチ」の導入として、まず「鎖骨リンパ節（静脈角）」を開放します。鎖骨リンパ節は全身を流れるリンパが集まるところなので、最初にここを刺激して詰まりを取り除いておくと、腸をはじめ全身のリンパの流れがスムーズになり、効果が出やすくなるのです。

鎖骨リンパ節のほか、腋窩(えきか)リンパ節や鼠径(そけい)リンパ節も刺激し、全身のリンパの流れがスムーズになったところで、小腸・大腸を刺激して腸リンパを流します。その上で、骨盤底筋など腸に関わるインナーマッスルを鍛えるストレッチを行なうと、よりリンパの流れが促され、効率的に腸のむくみを改善することができます。

ストレッチは毎日行なうのが理想的ですが、紹介しているストレッチをすべて行なう必要はありません。体調がすぐれない時に行なうと逆効果になってしまうので、無理は禁物です。体と相談しながら行なうようにしましょう。大切なのは「続ける」ことなので、気が向いたものから始めてみてください。ただし、いずれの場合も効果を上げるために、まず「導入ストレッチ①〜④」を行なうようにしてください。

また、リンパは一日24時間働き続けているので、基本的にはどのタイミングで行なっても構いません。毎日時間を決めて行なわなくても、こまめに行なうのが長続きするコツです。行なう際は、次のことに留意しましょう。

・必ず息を止めないで行ないます。
・息は「1：2呼吸法」（52ページ）を心がけます。
・導入ストレッチを行なってから、腸リンパを流す解毒ストレッチを行ないます。
・いくつかのストレッチをおりまぜて行なうといいですが、決して無理をせず、体がきつく感じることのないようにしてください（提示している回数等は目安です）。
・効果には個人差があります。調子が悪くなったら無理をせず、医師に相談してください。

導入ストレッチ❶

鎖骨リンパ節開放

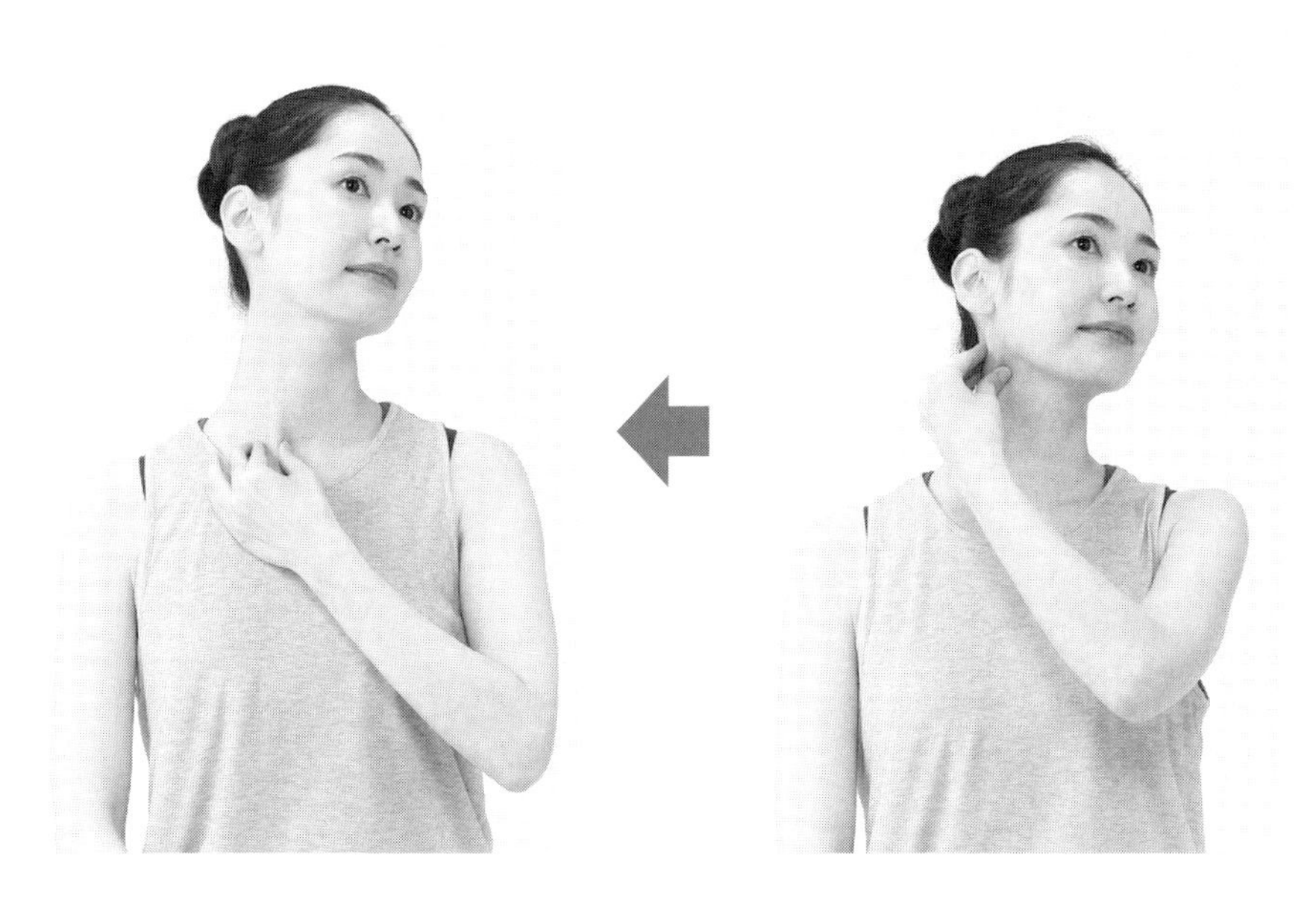

1 耳の後ろを揺らす

耳の後ろの乳様突起を指でつまんで揺らします。ふくらみに沿って鎖骨までおりてきて、小さく揺らします。

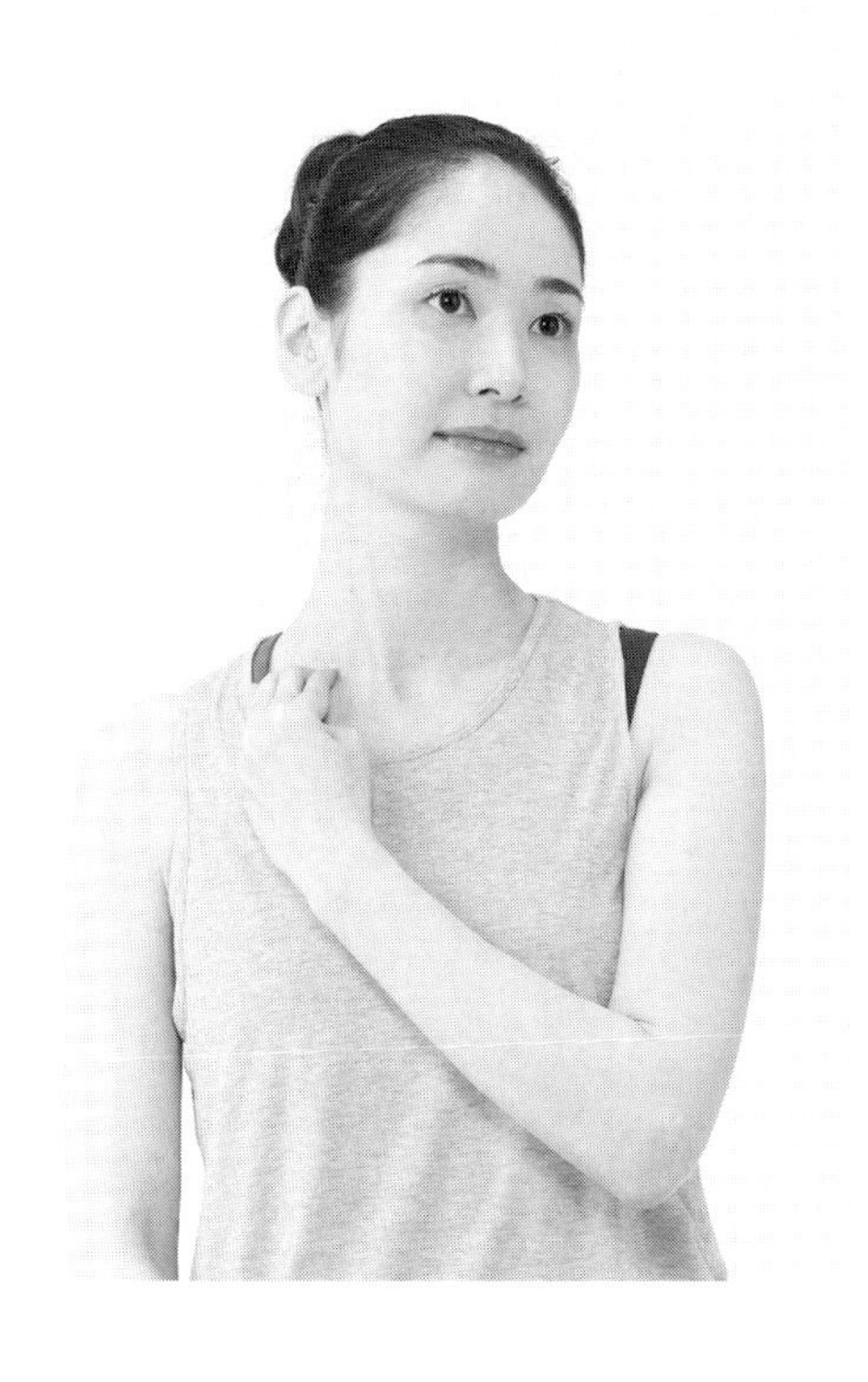

2 鎖骨の内側を押す

鎖骨の内側に、指をフックにかけるように当てて、押します。

3 反対側も同様にする

※両耳を交互に3〜5回行なう

導入ストレッチ❷

寝たまま呼吸

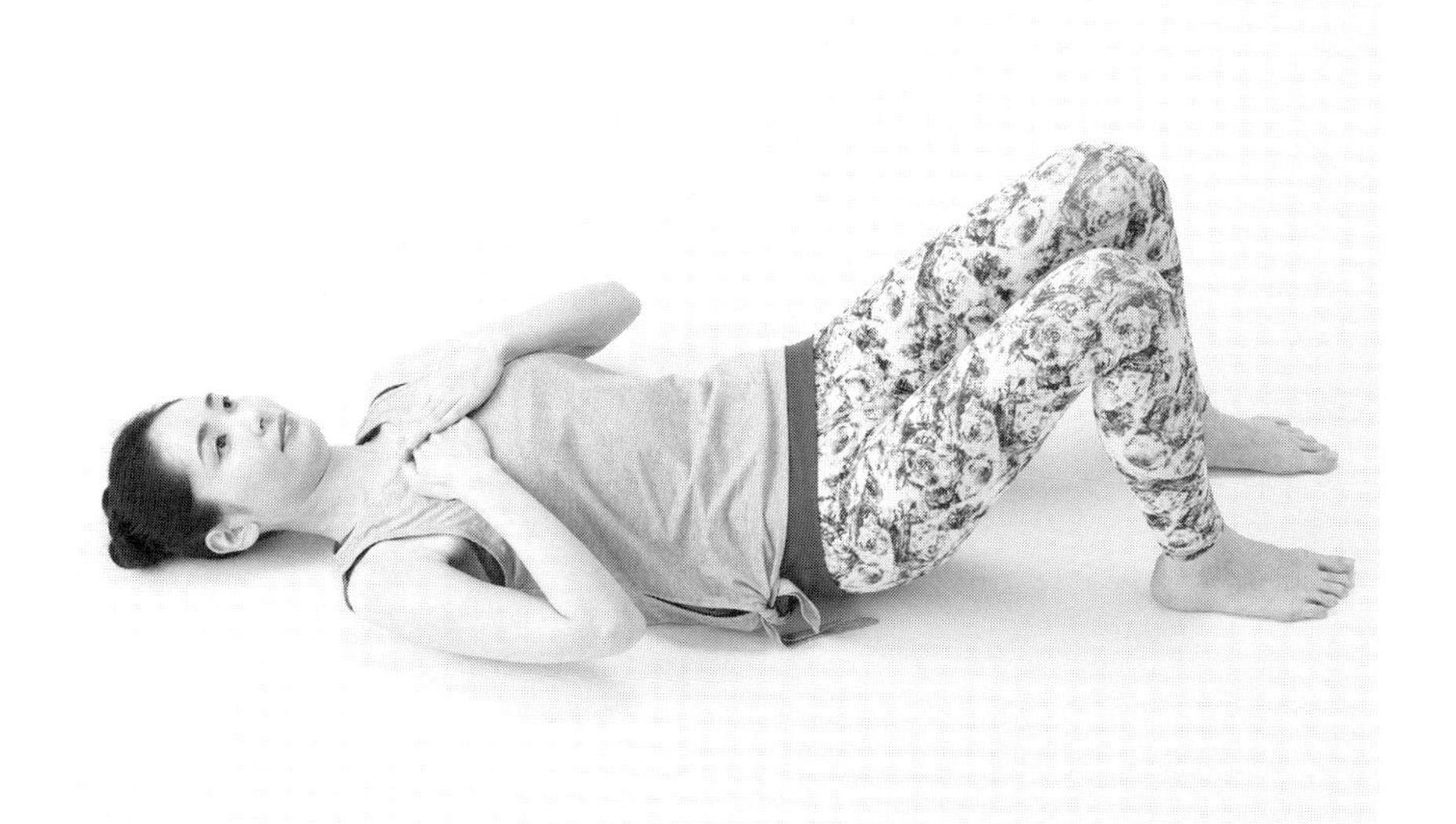

1 デコルテに手を当て、息を吸って吐く

仰向けになり、デコルテに重ねた手が上下するように、鼻から５秒かけて息を吸って、口から10秒かけて吐きます。

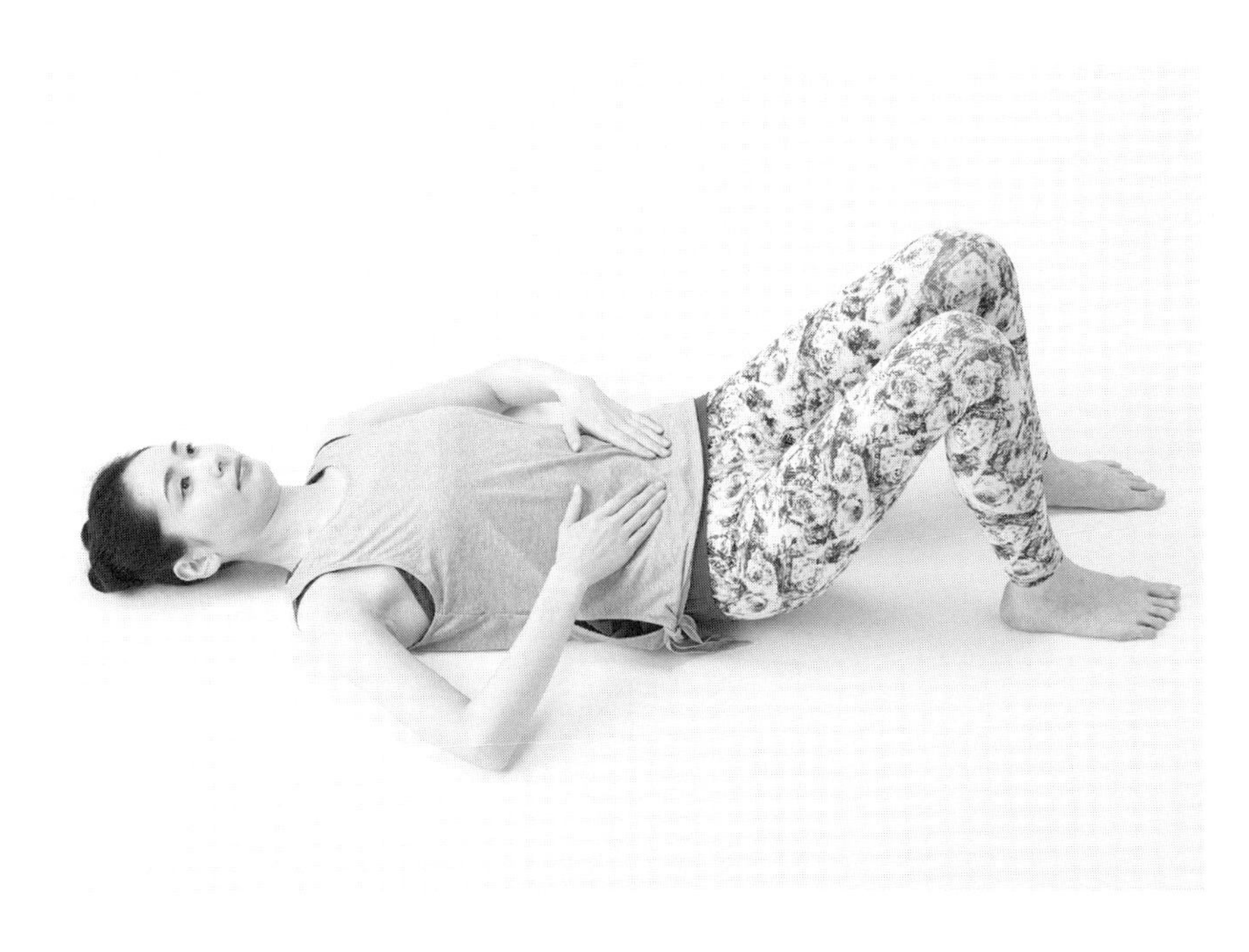

2 お腹に手を当て、息を吸って吐く

仰向けのままで、お腹に当てた手が上下するように、鼻から５秒かけて息を吸って、口から10秒かけて吐きます。

※3〜5回、繰り返す

導入ストレッチ❸

骨盤底筋伸ばし

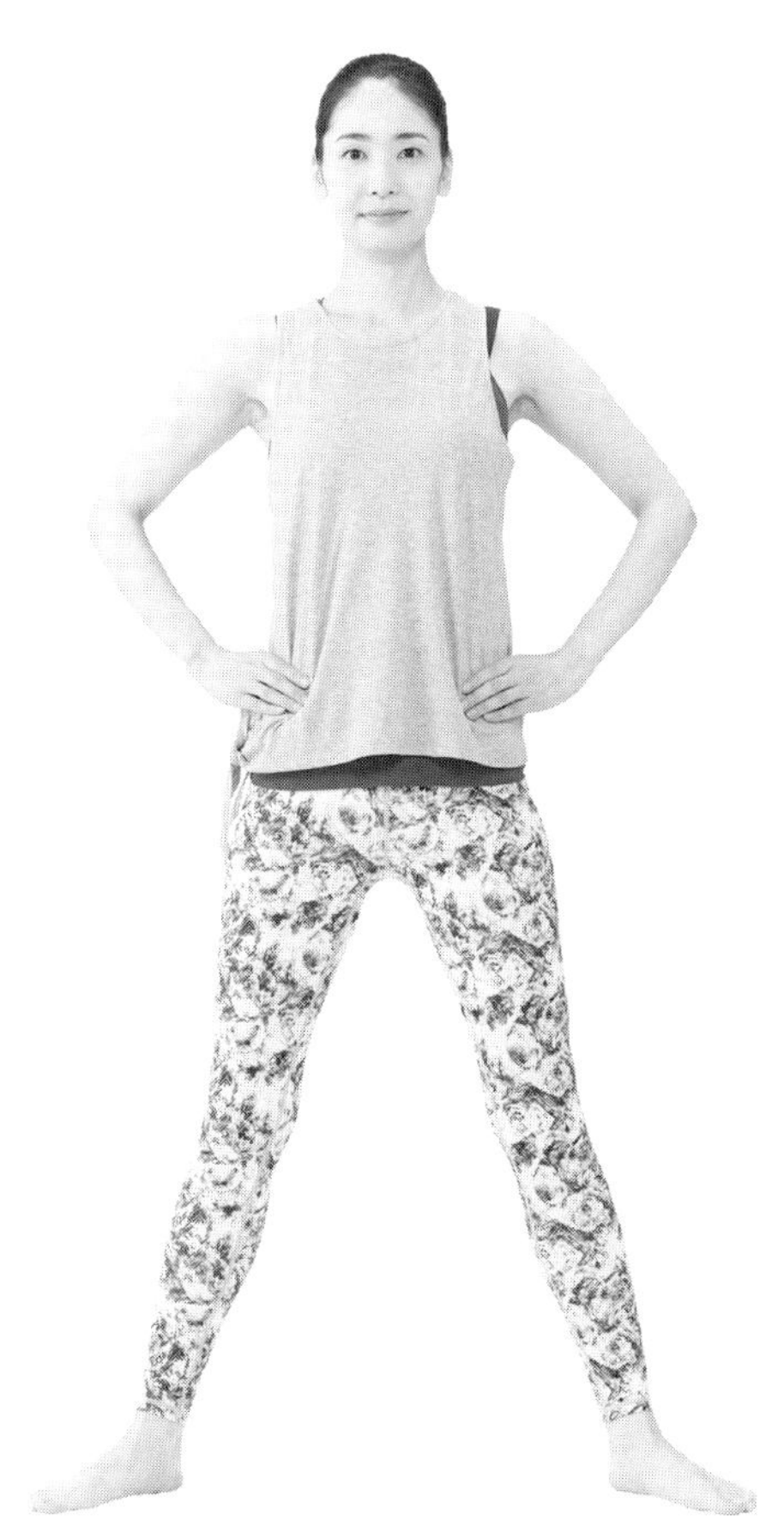

1 足を開いて立つ

つま先を外に向けて足を大きく開いて立ち、手は腰に当てます。

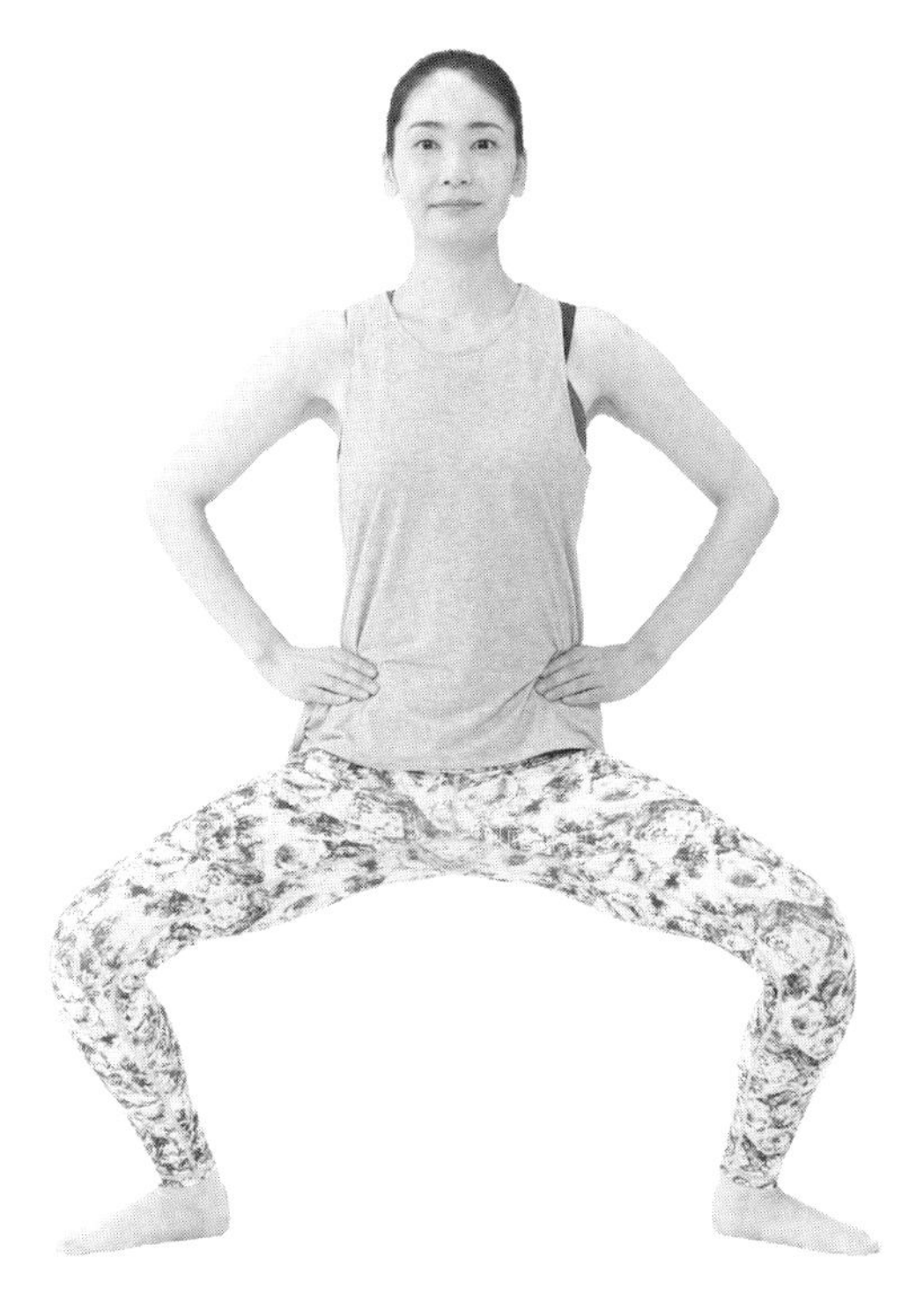

2 お尻を下げて5秒キープ

そのままお尻を真下に下げて中腰になり、そのまま5秒キープします。

3 1の姿勢に戻る

お尻を上げて、1の姿勢に戻ります。

※3～5回、繰り返す

導入ストレッチ❹

肩甲骨寄せ

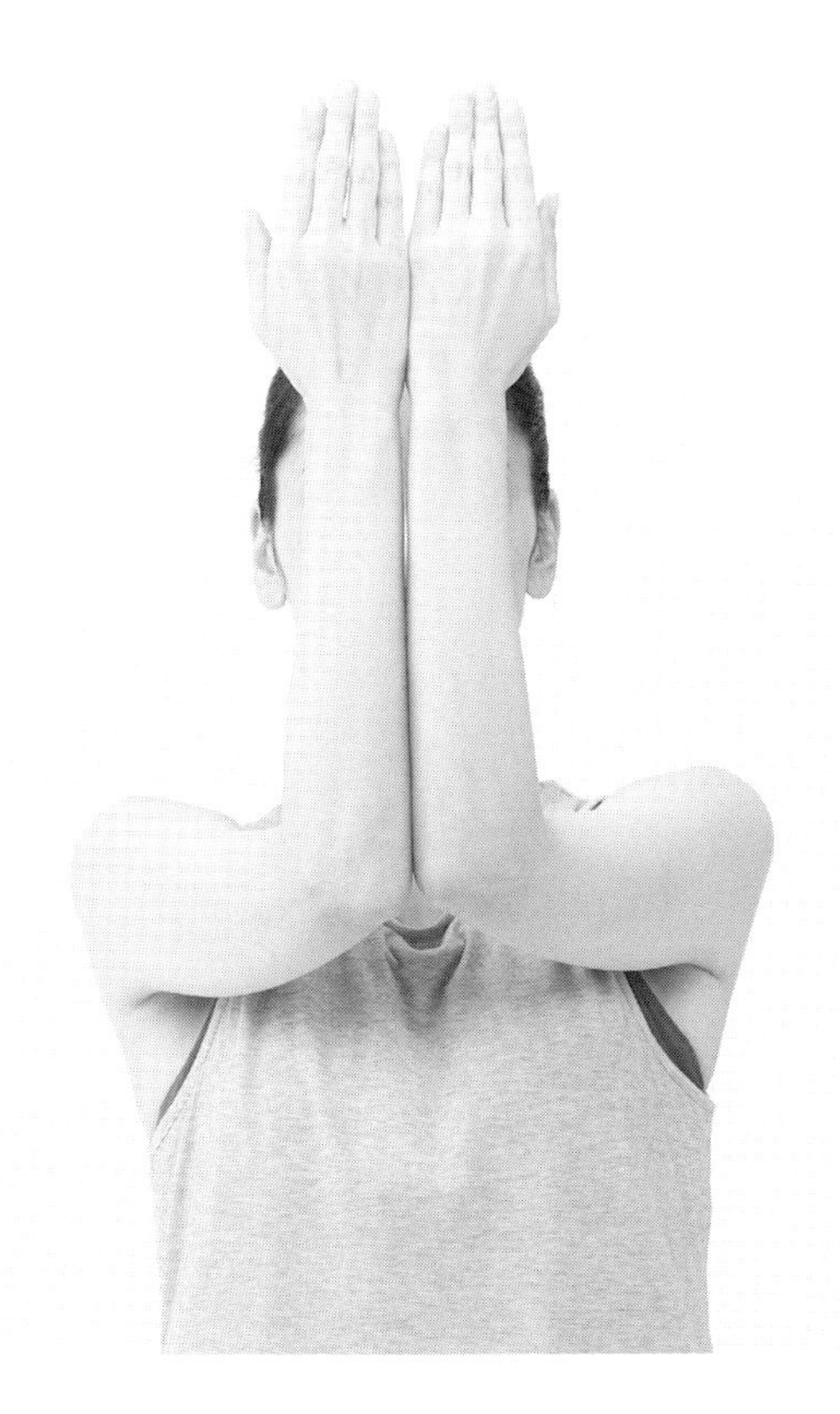

1 肩の高さでひじを合わせる

手のひらを自分に向けて、肩の高さでひじを合わせます。

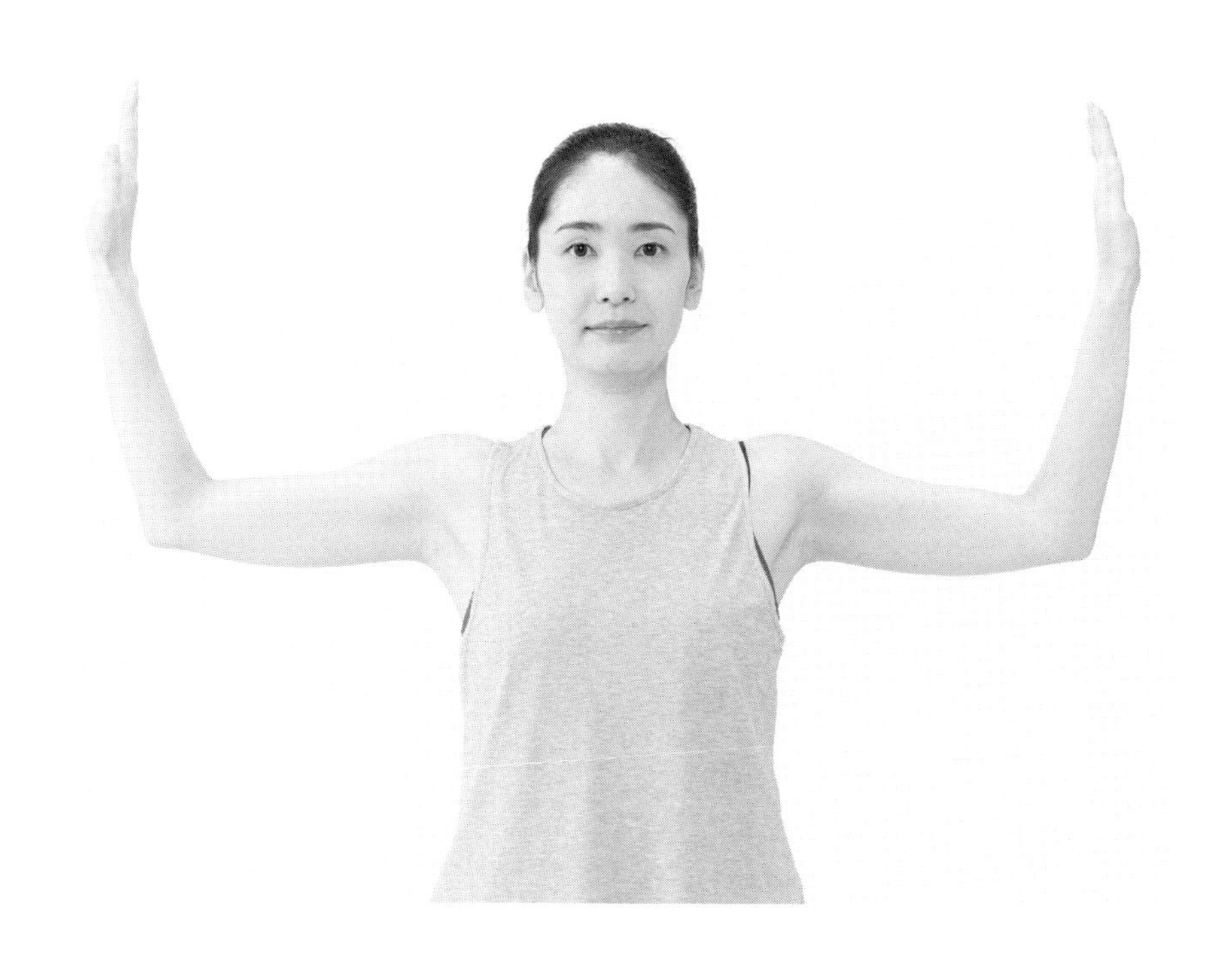

2 肩甲骨を寄せる

息を吐きながら、ひじの高さを変えずに手のひらを外に向け、肩甲骨を寄せます。

※3～5回、繰り返す

美腸のための5STEP

腸内環境を整えるためには「腸によいものをとりいれる」と考えがちですが、腸内環境が悪ければ、どれだけよい栄養素をとっても吸収することができません。その前に大切なことがあります。

STEP 1 入れない！

食品添加物など、腸内環境によくないものをとっていると、いくらよい菌を入れても腸内環境はよくなりません。まず入れないことが大切です。

STEP 2 出す！

腸内に不要な老廃物が残っていると、必要な栄養素を吸収できません。食物繊維や水分をとり、便としてしっかり出して、消化吸収力を高めましょう。

STEP 3 入れる！

老廃物をしっかり出せる体になったら、発酵食品を積極的にとりましょう。加齢とともに腸内環境は悪化しますので、体内の菌ケアを意識しましょう。

STEP 4 育てる！

オリゴ糖や食物繊維は善玉菌のエサとなります。日々の食生活にとりいれ、善玉菌をしっかり増やし、育てましょう。

STEP 5 キープする！

腸に近い腸腰筋や横隔膜、骨盤底筋群を鍛えましょう。腸のむくみを解消し、腸の働きをスムーズにします。

腸リンパを流す解毒ストレッチ❶

腸タッピング

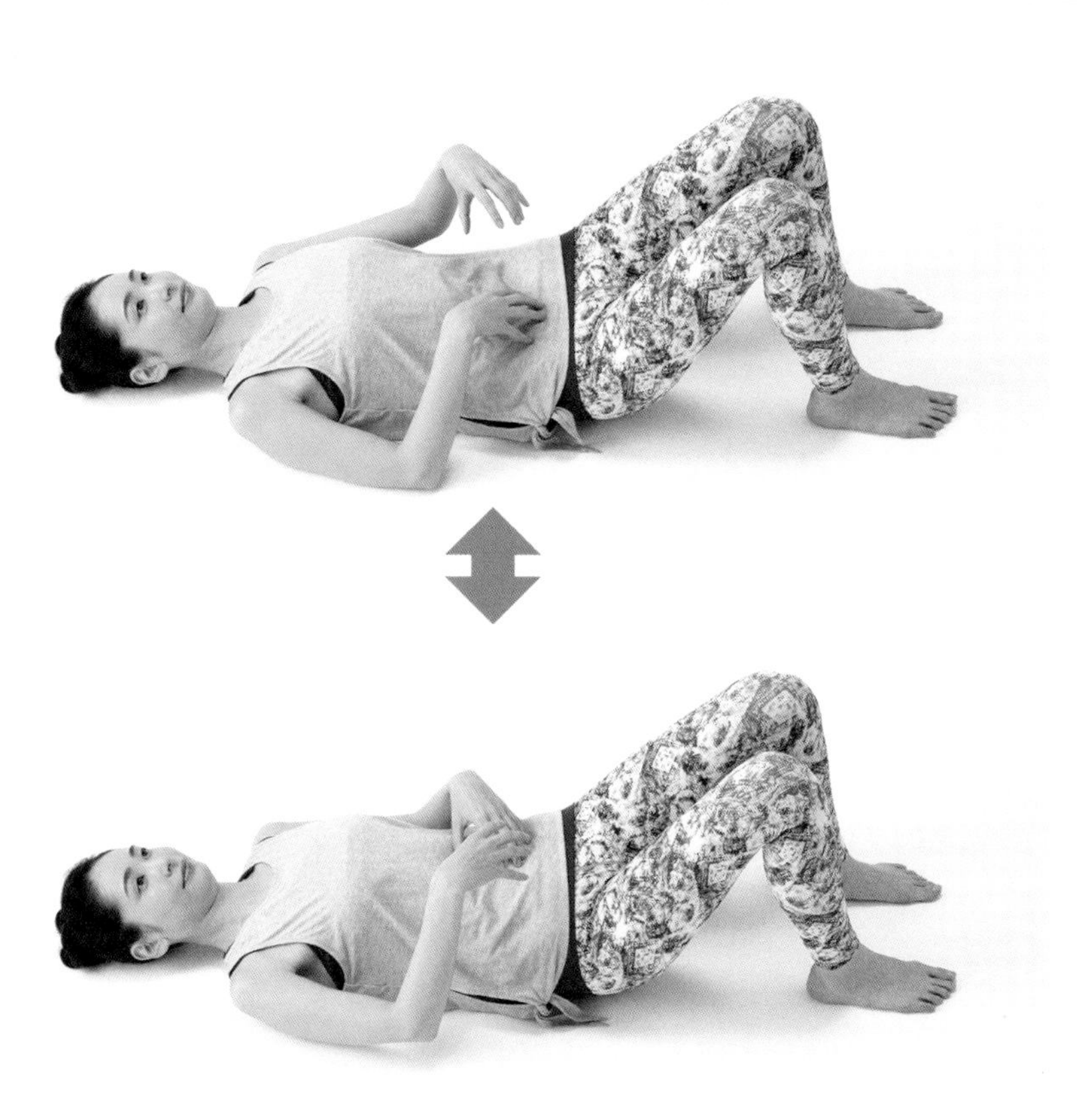

1 下腹部をたたく

仰向けになって、小腸、大腸全体をリズミカルに指先でたたきます。

※30秒～1分程度、繰り返す

腸リンパを流す解毒ストレッチ❷

鼠径部ゆすり

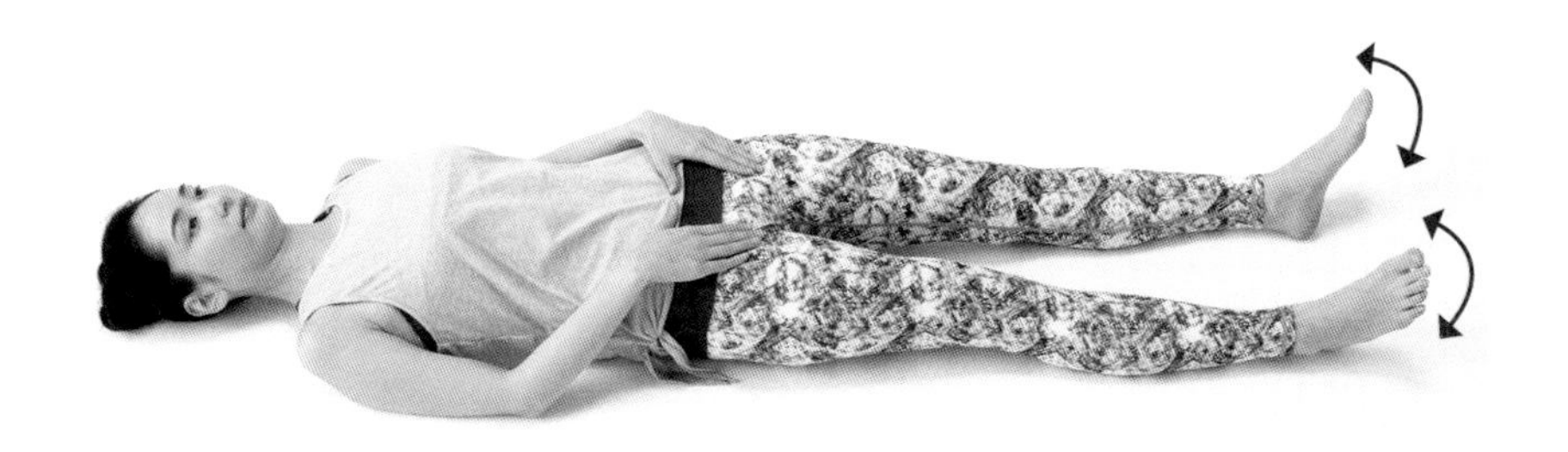

1 足を左右に振る

仰向けになって鼠径部（そけい）のVに沿って手を当て、足首をゆらゆら左右に振ります。

Point

- 骨盤がずれていると左右均等に足が揺れないので、内側外側まんべんなく揺らします。そうすることで、骨盤のずれや腸のずれを解消していきます。
- 足首を左右に振るとき、全身を脱力させて、足先だけでなくお腹から足全体を揺らしましょう。
- 鼠径部に手を添えることで腸腰筋から動かせているかがわかります。

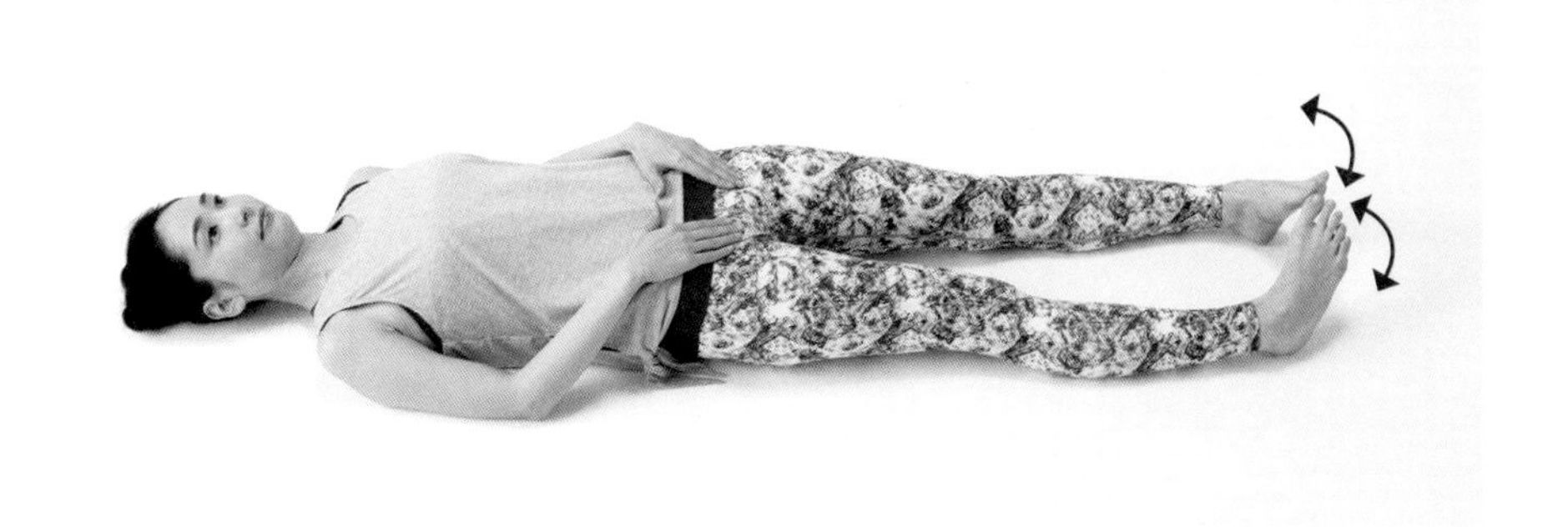

2 足先を内側に向けて振る

そのまま足首を内側に向けて、足首をゆらゆら左右に振ります。

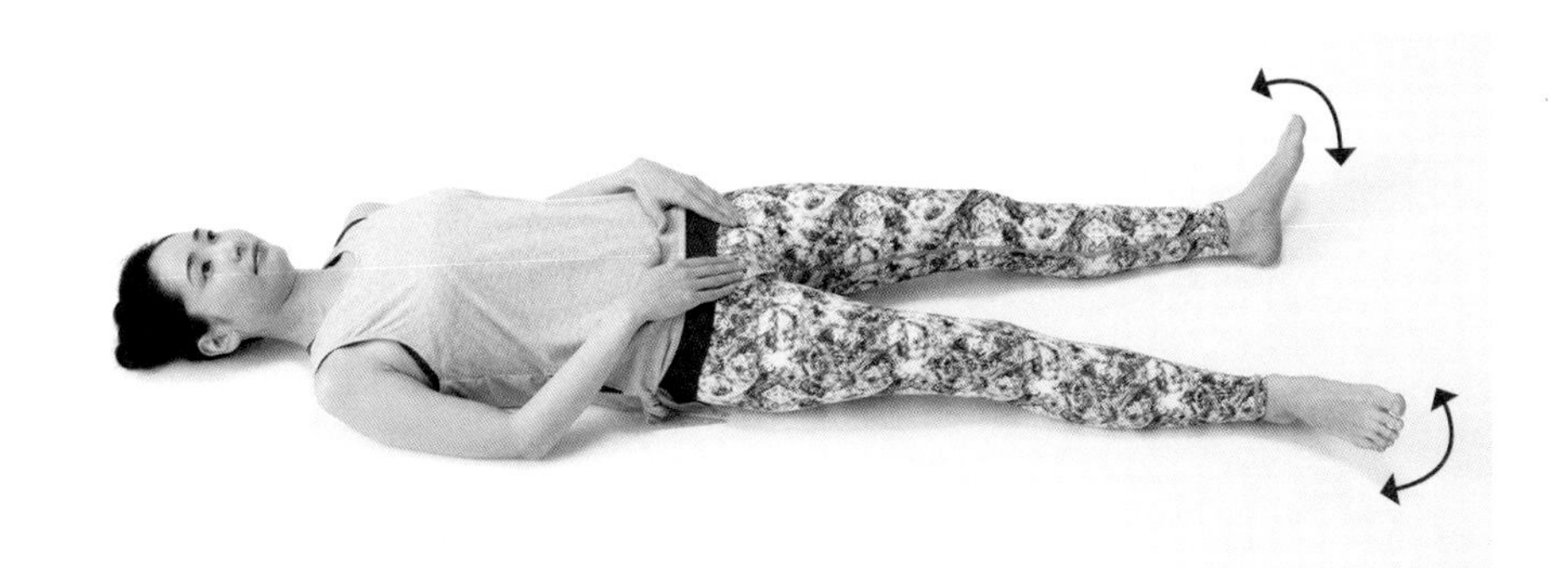

3 足先を外側に向けて振る

そのまま足首を外側に向けて、足首をゆらゆら左右に振ります。

※各々10回程度、振る

腸リンパを流す解毒ストレッチ❸

くの字倒し

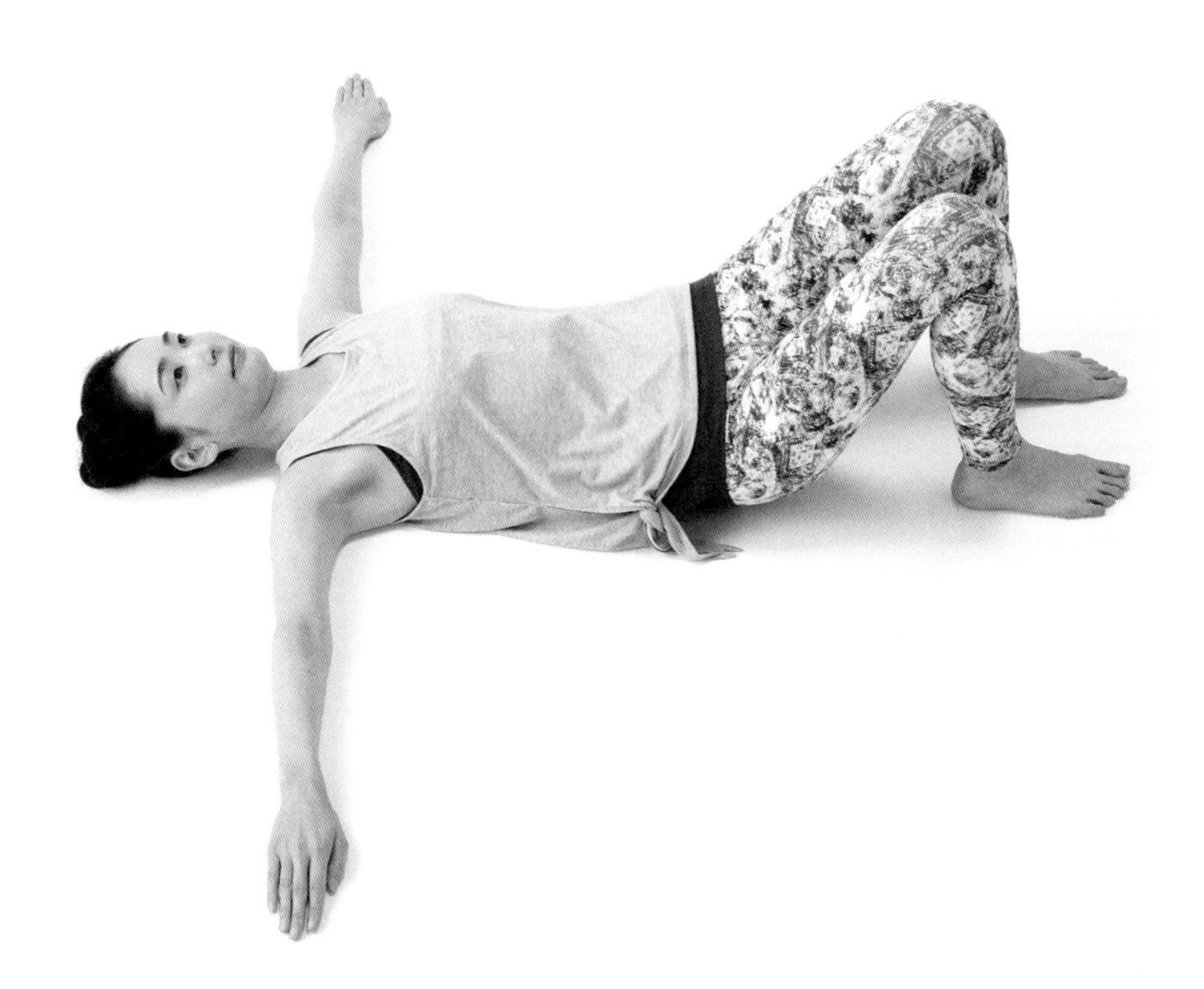

1 仰向けになって、ひざを立てる

仰向けになって腕を左右に広げ、手のひらは床に向けます。ひざを立てます。

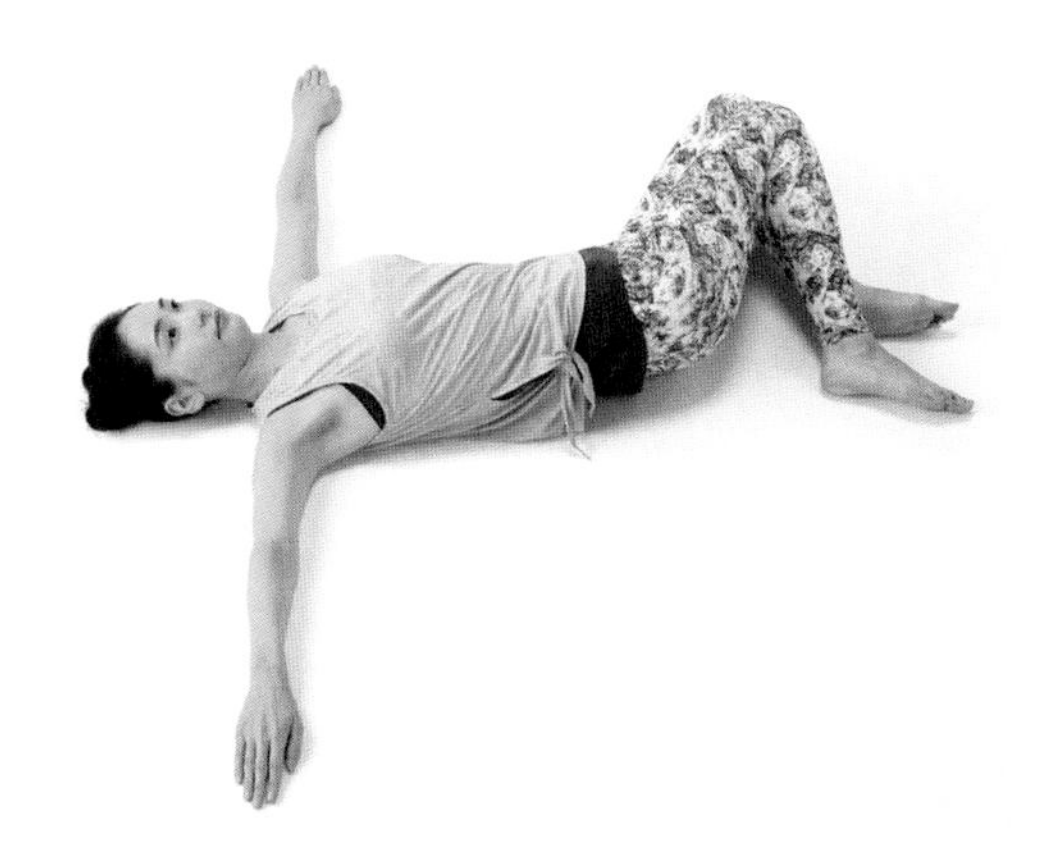

2 ひざを倒す

できるだけ肩が床から浮かないようにしながら、ひざを左に倒します。

3 1の状態に戻る

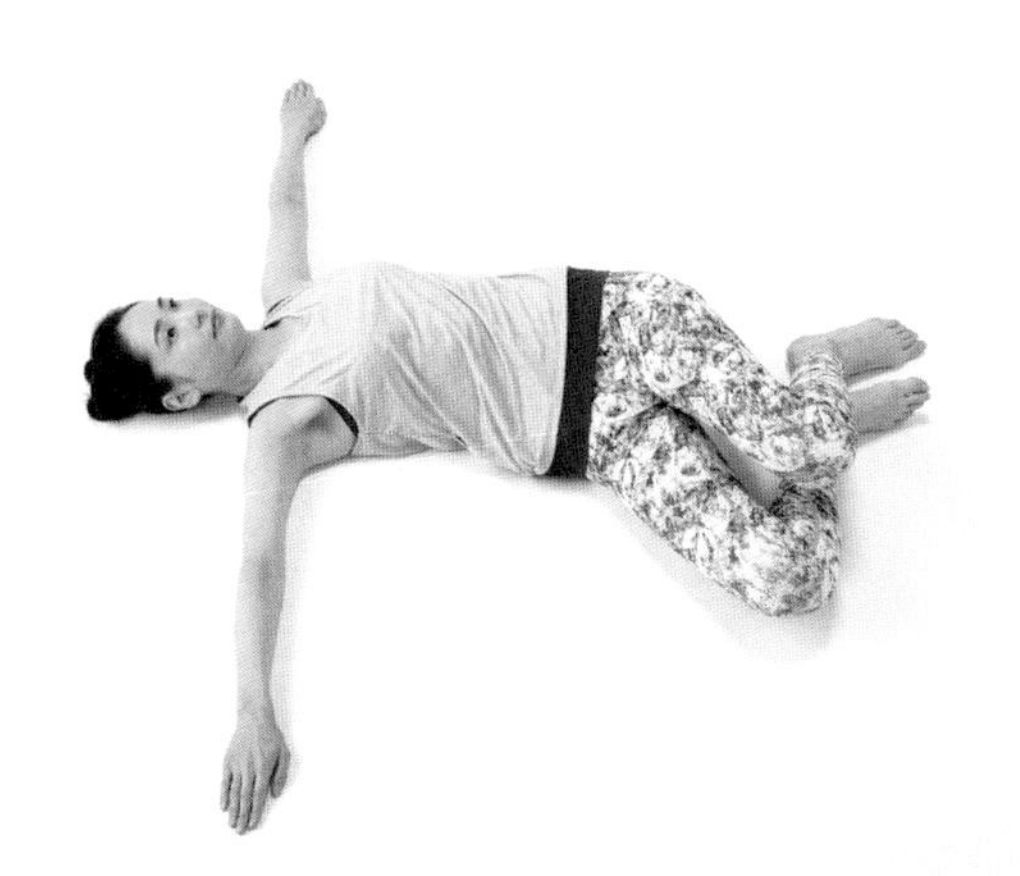

4 ひざを反対側に倒す

できるだけ肩が床から浮かないようにしながら、ひざを右に倒します。

5 1の状態に戻る

※左右交互に10回程度、繰り返す

鼠径部さすり

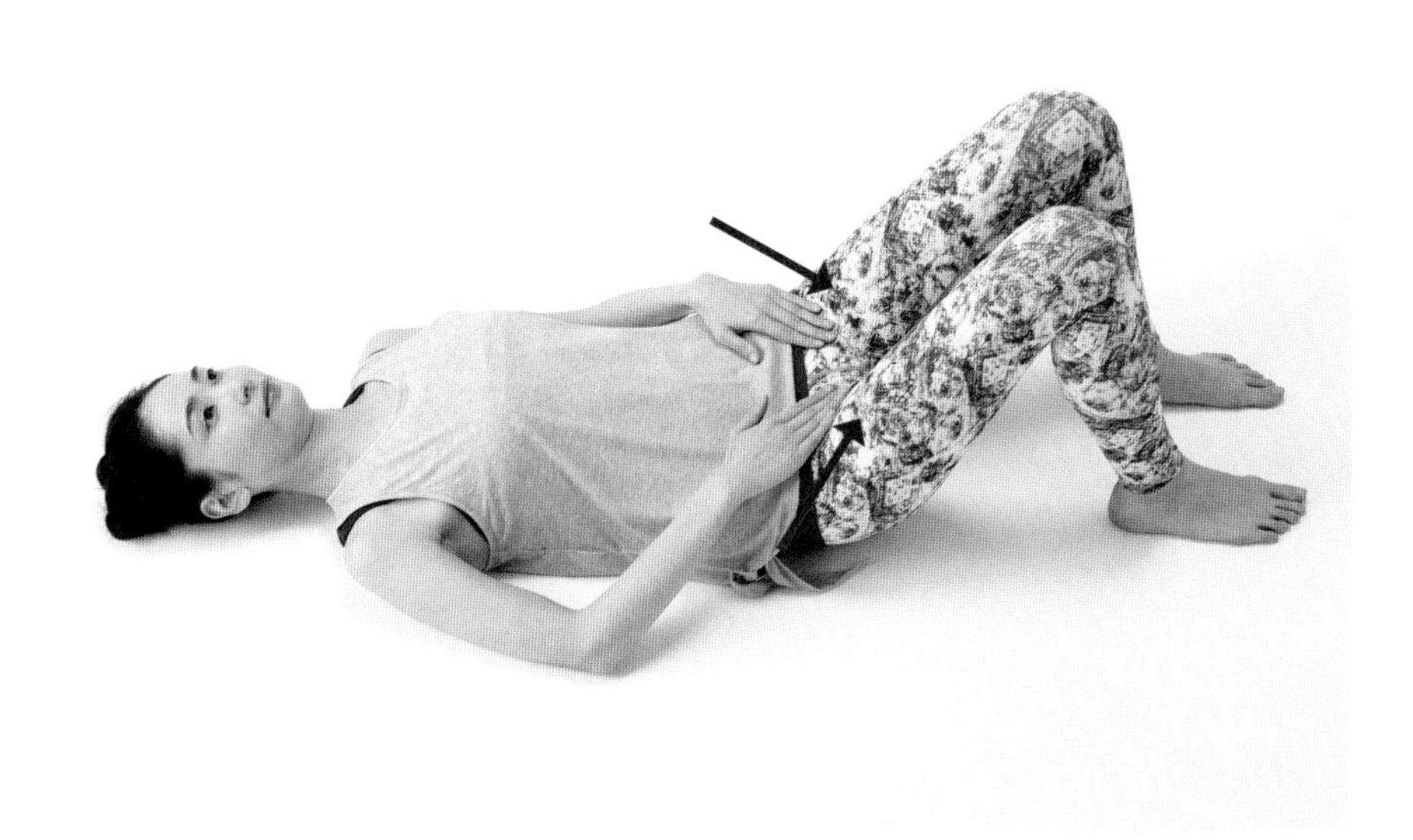

1 鼠径部をさする

仰向けになってひざを立て、鼠径部のVに沿ってさすります。

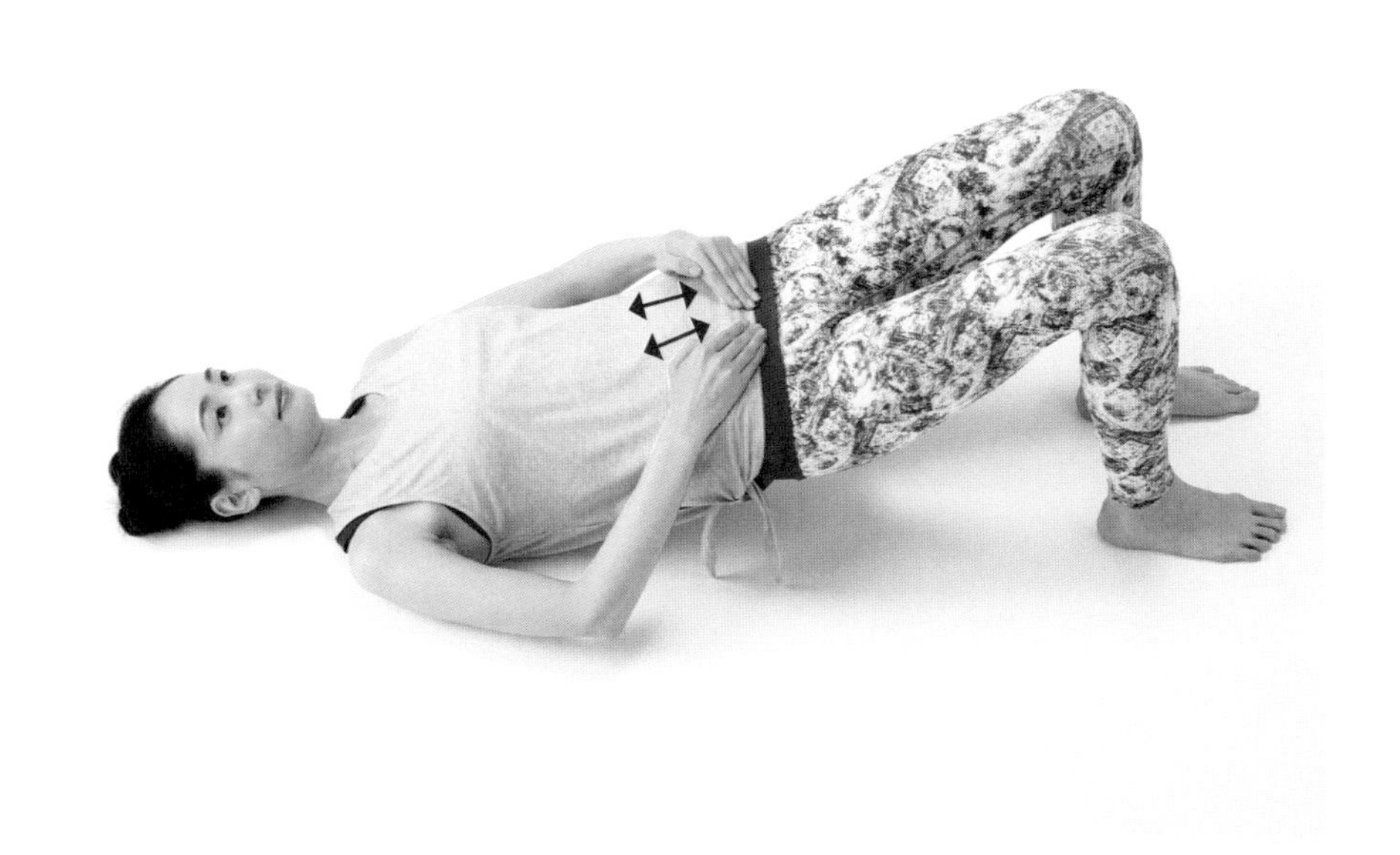

2 お尻を持ち上げてさする

お尻を持ち上げ、鼠径部から肋骨（ろっこつ）下まで、下から上にさすり上げます。

※3〜5回、繰り返す

かんたん腹筋

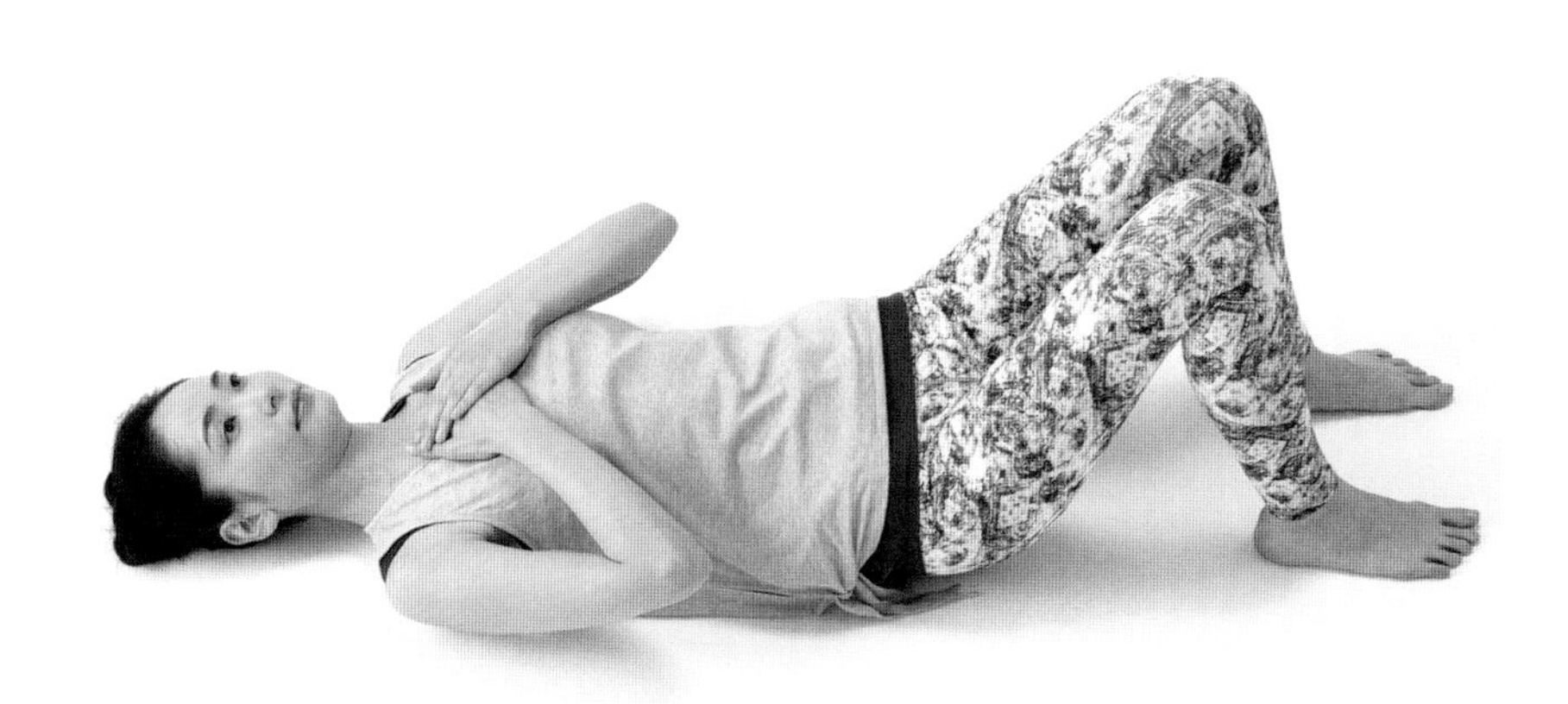

1 立てひざで デコルテに手を当てる

仰向けになって、ひざを立てます。ひざの間は拳一個分開け、デコルテに手を重ねます。

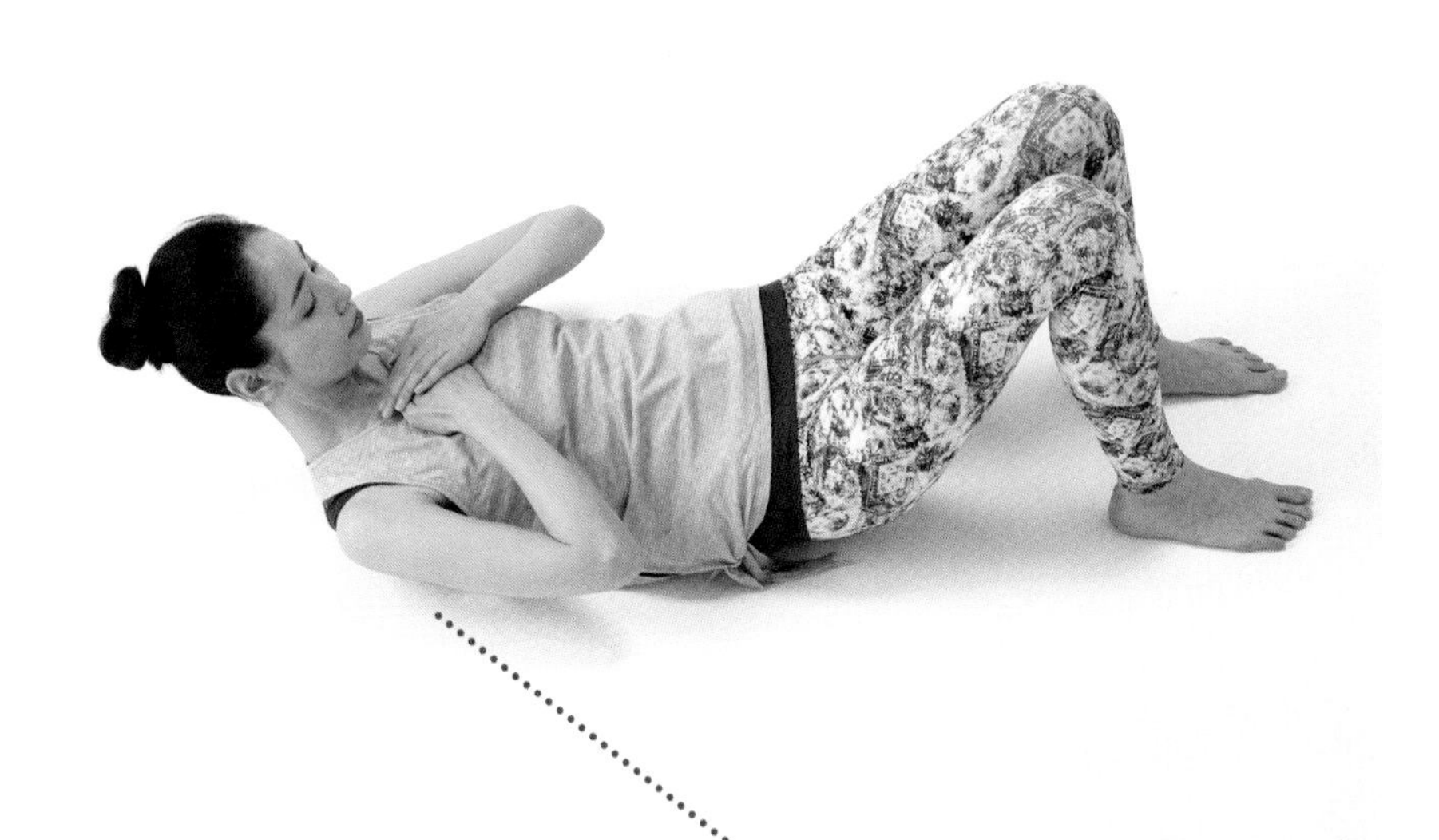

2 上体を起こす

息を吸い、吐きながら上体を起こします。

肩甲骨が
床から離れる
程度でよい。
視線はへそに。

3 上体を戻す

ゆっくり上体を 1 の状態に戻します。

※3～5回、繰り返す

背中と腰のツボ押し

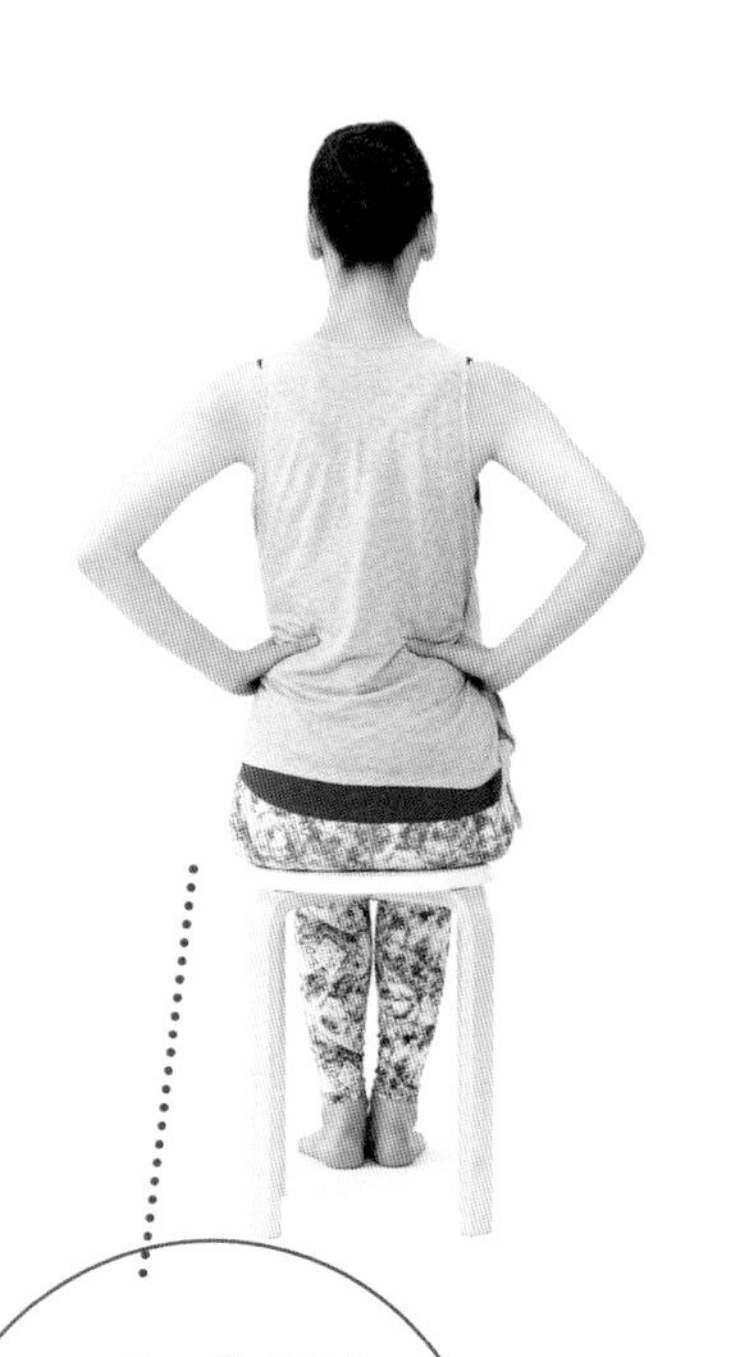

1

背中の ツボを押す

椅子に座って、背中の下のほう を親指で押します。

ツボの位置は 写真を参考に 押すと気持ちいいと 感じるところ

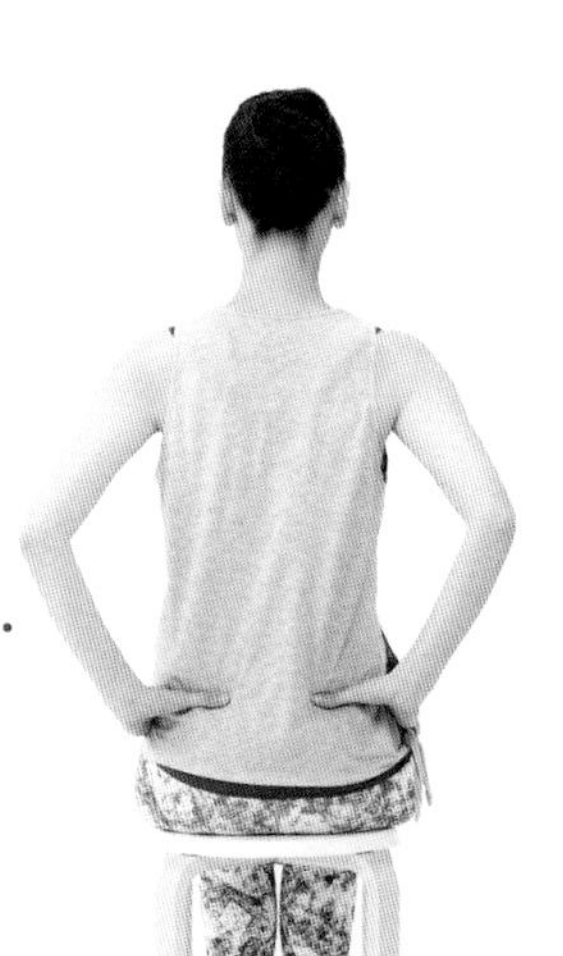

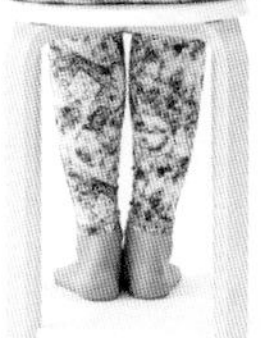

2

腰のツボを押す

そのまま下にずらして、腰を押します。

★寝て行なう方法★

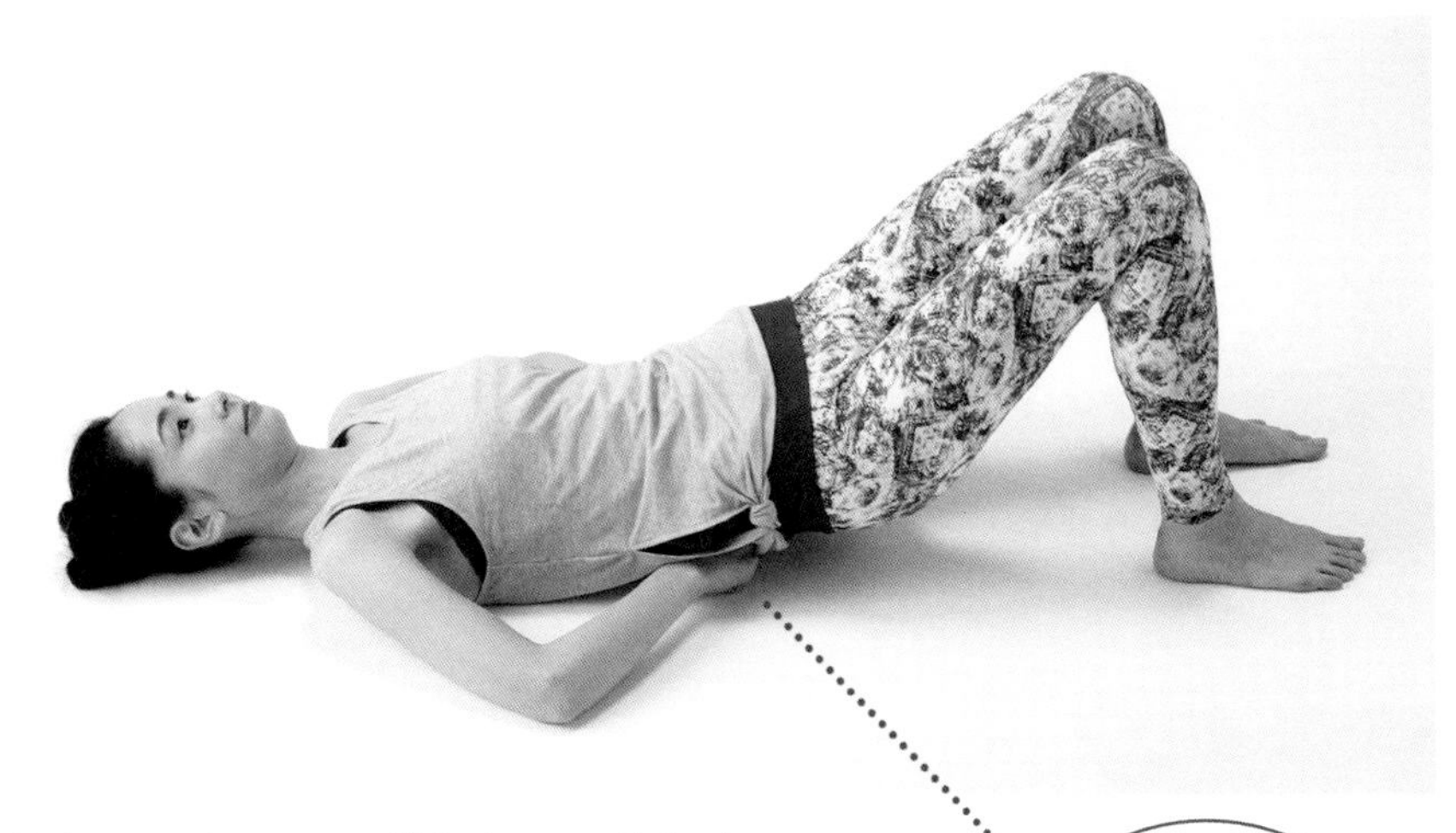

仰向けになってひざを立て、体と床の間に拳を入れます。

テニスボールをはさんでもよい

※気持ちよく感じるくらいまで押す

Point

- 背中や腰に手を回しづらい方は、仰向けだと楽にツボ押しができます。
- テニスボールやゴルフボールを使うなどして、自分の体重で負荷をかけてツボ押ししてもいいでしょう。

胃もみ（初級）

1

左側のみぞおちに指を入れる

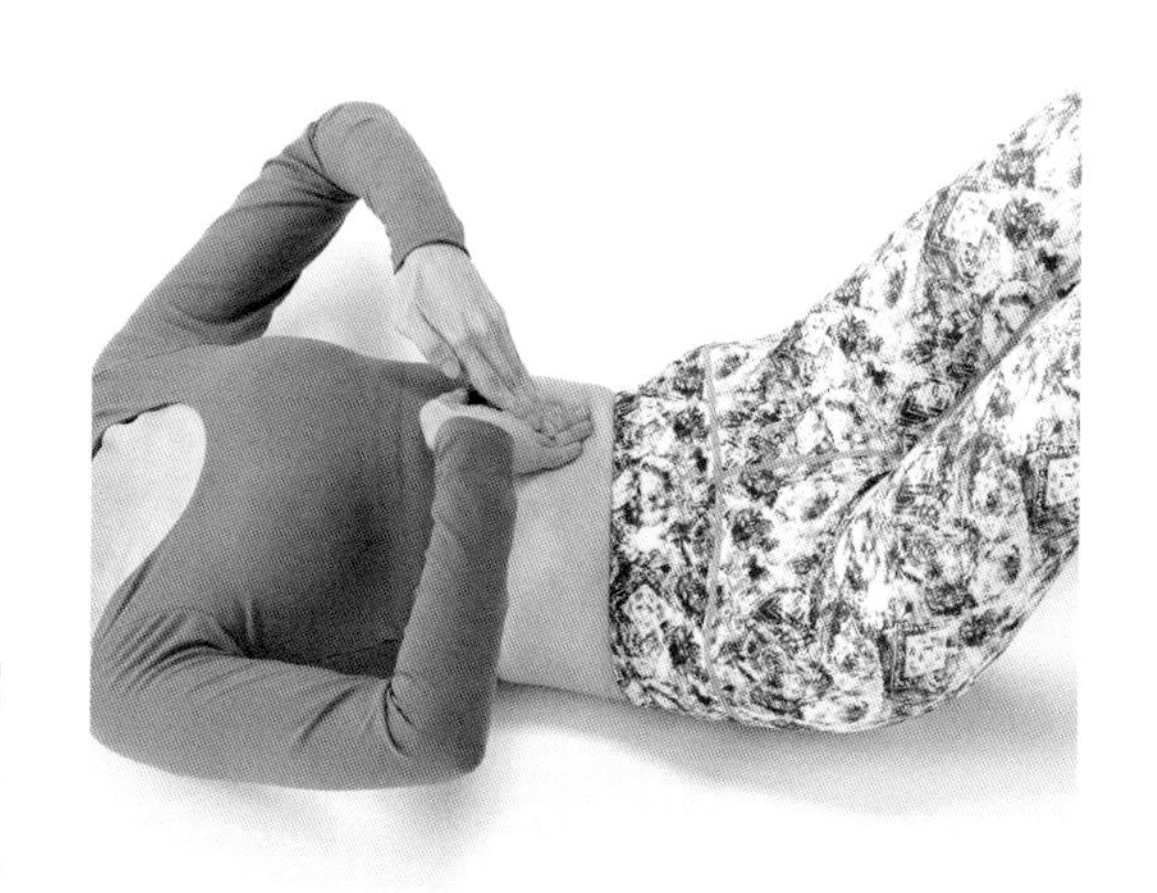

仰向けになります。左側のみぞおちの肋骨のカーブに沿って、徐々に右手の指を入れ込み、左手で右手を押します。

2

脇腹まですすみ、もむ

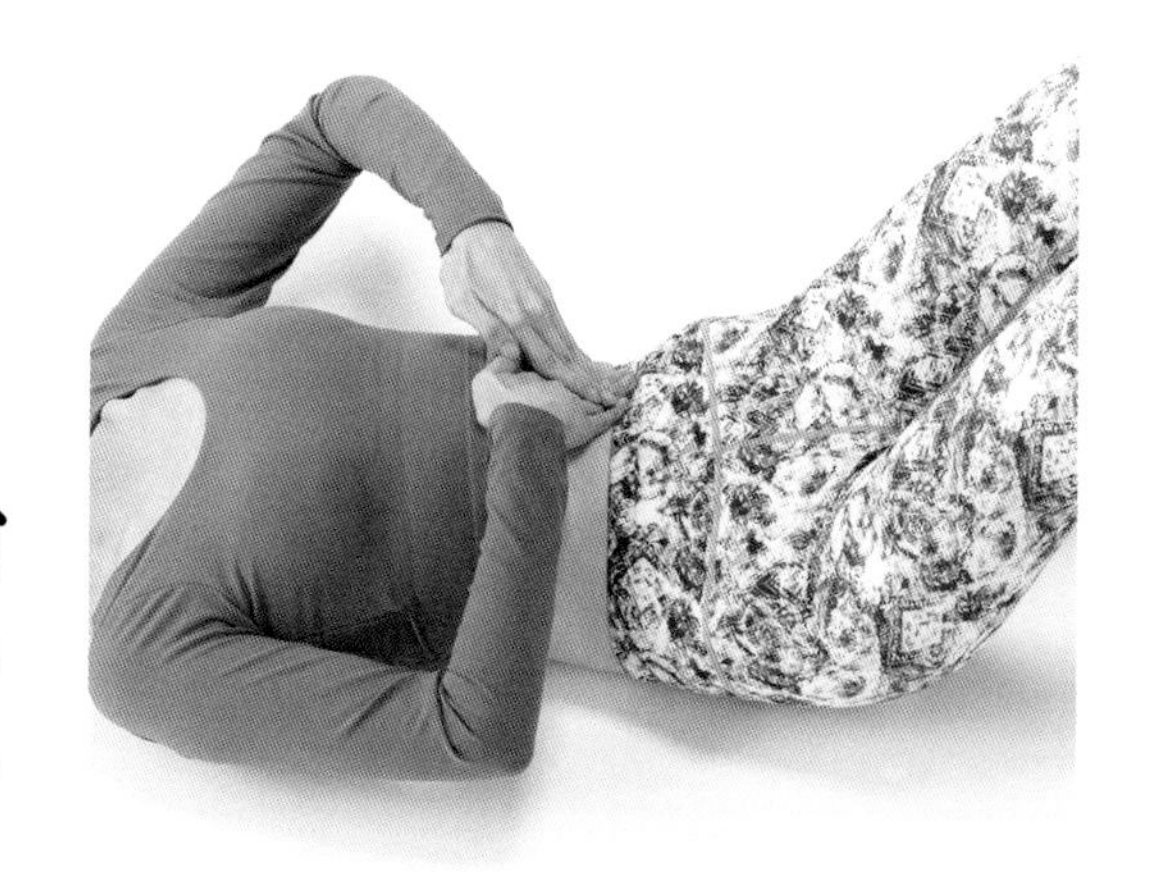

肋骨に沿って脇腹（助骨下）まですすみ、もみます。

3

右側の みぞおちに 指を入れる

右側のみぞおちの肋骨のカーブに沿って、徐々に左手の指を入れ込み、右手で左手を押します。

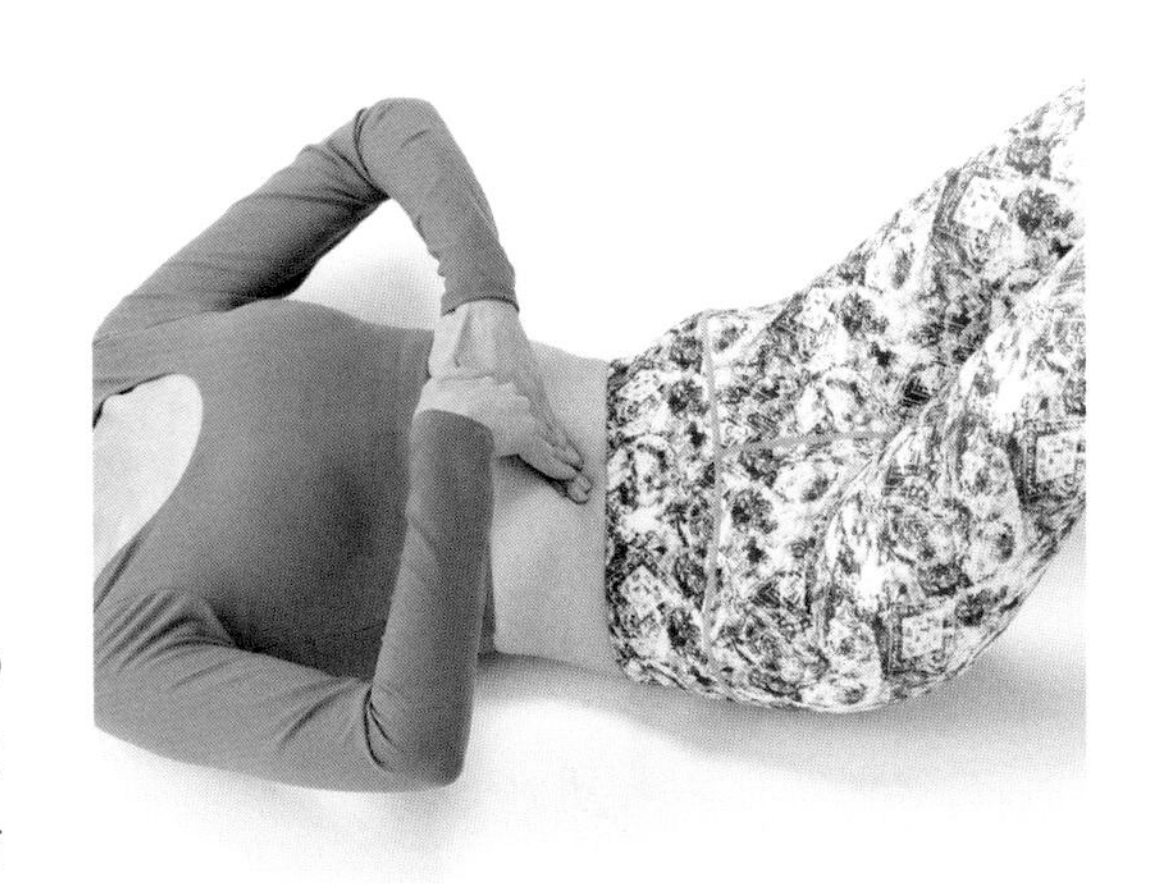

4

脇腹まで すすみ、もむ

肋骨に沿って脇腹（助骨下）まですすみ、もみます。

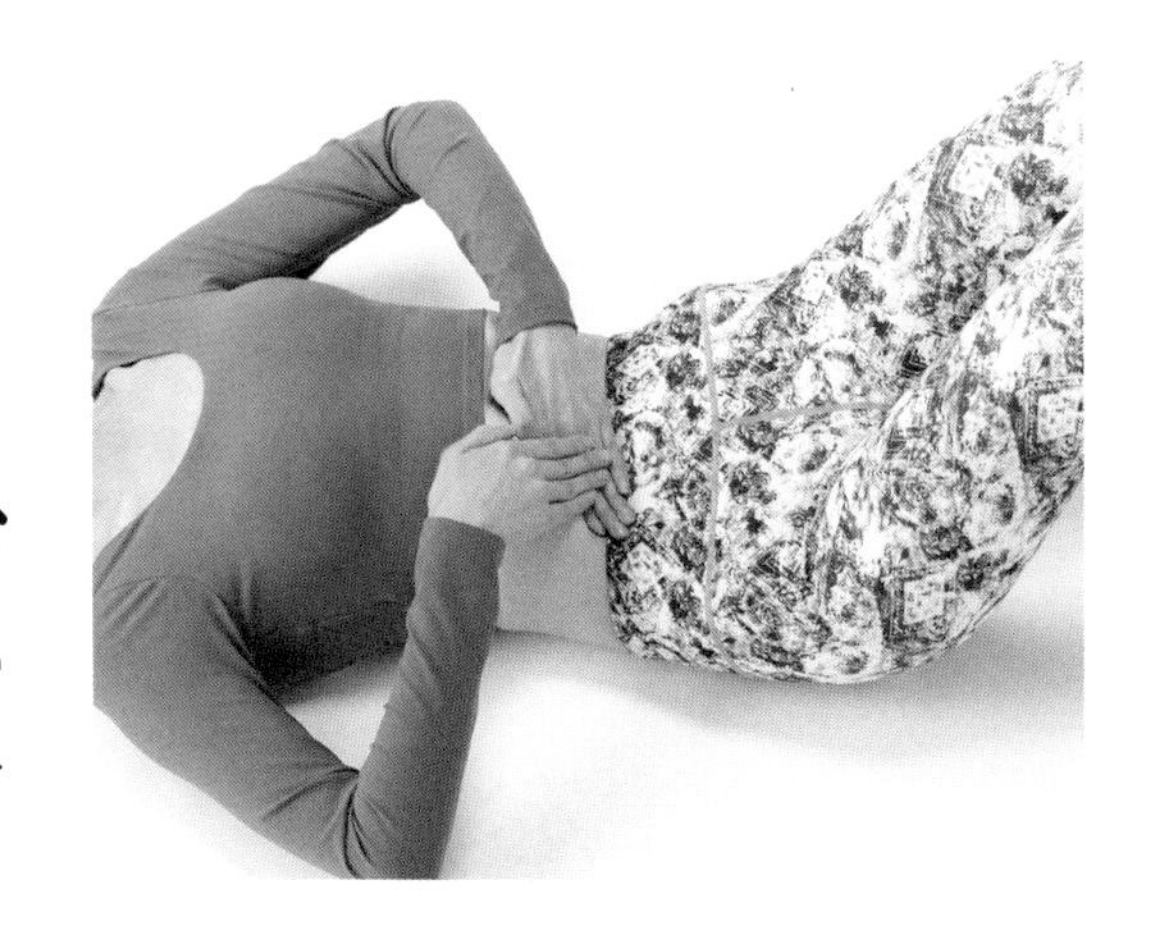

※気持ちよく感じるくらいにもむ

胃もみ（上級）

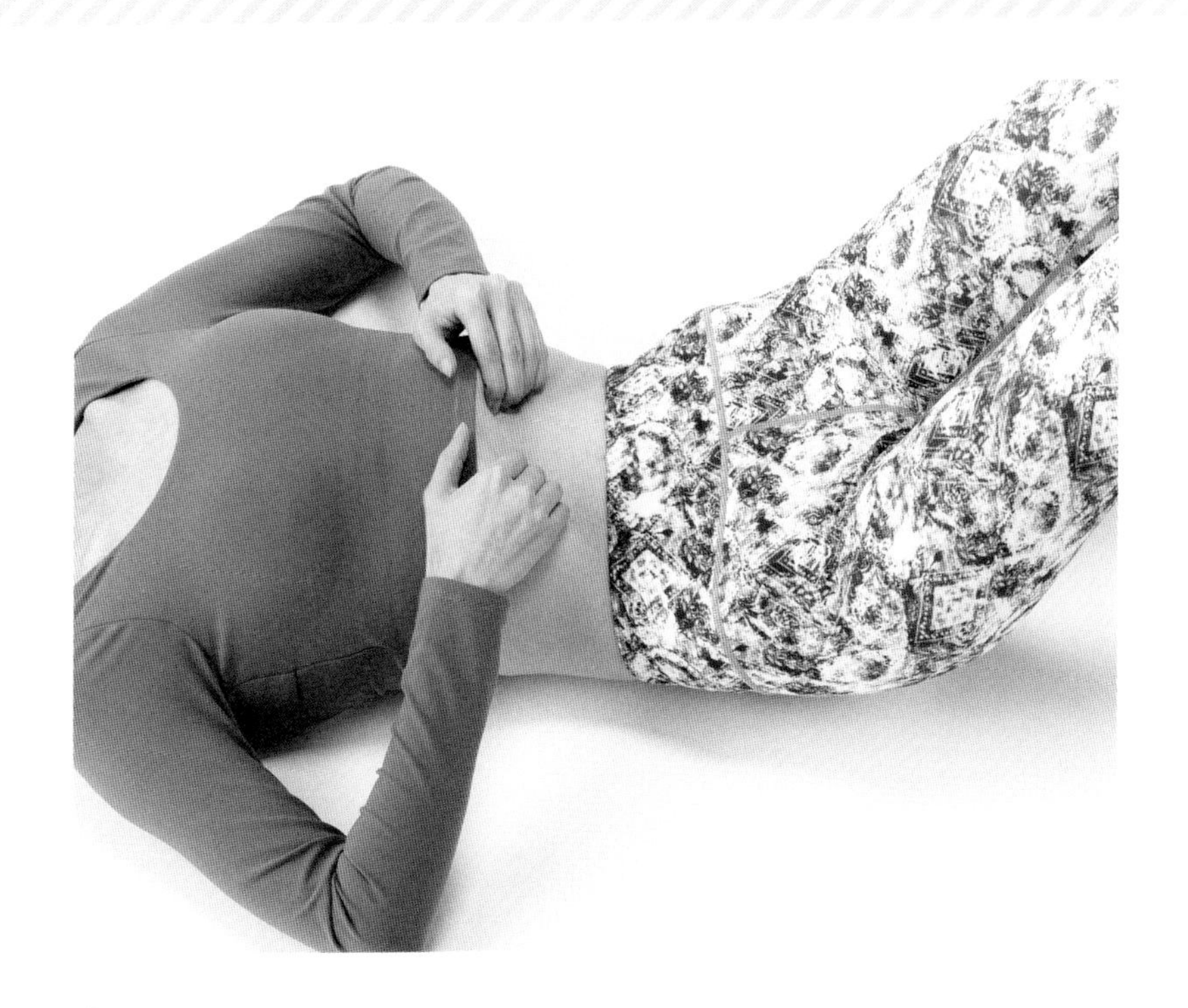

1 両手でみぞおちに指を入れる

仰向けになって、両手で、みぞおちの肋骨に徐々に指を入れ込みます。

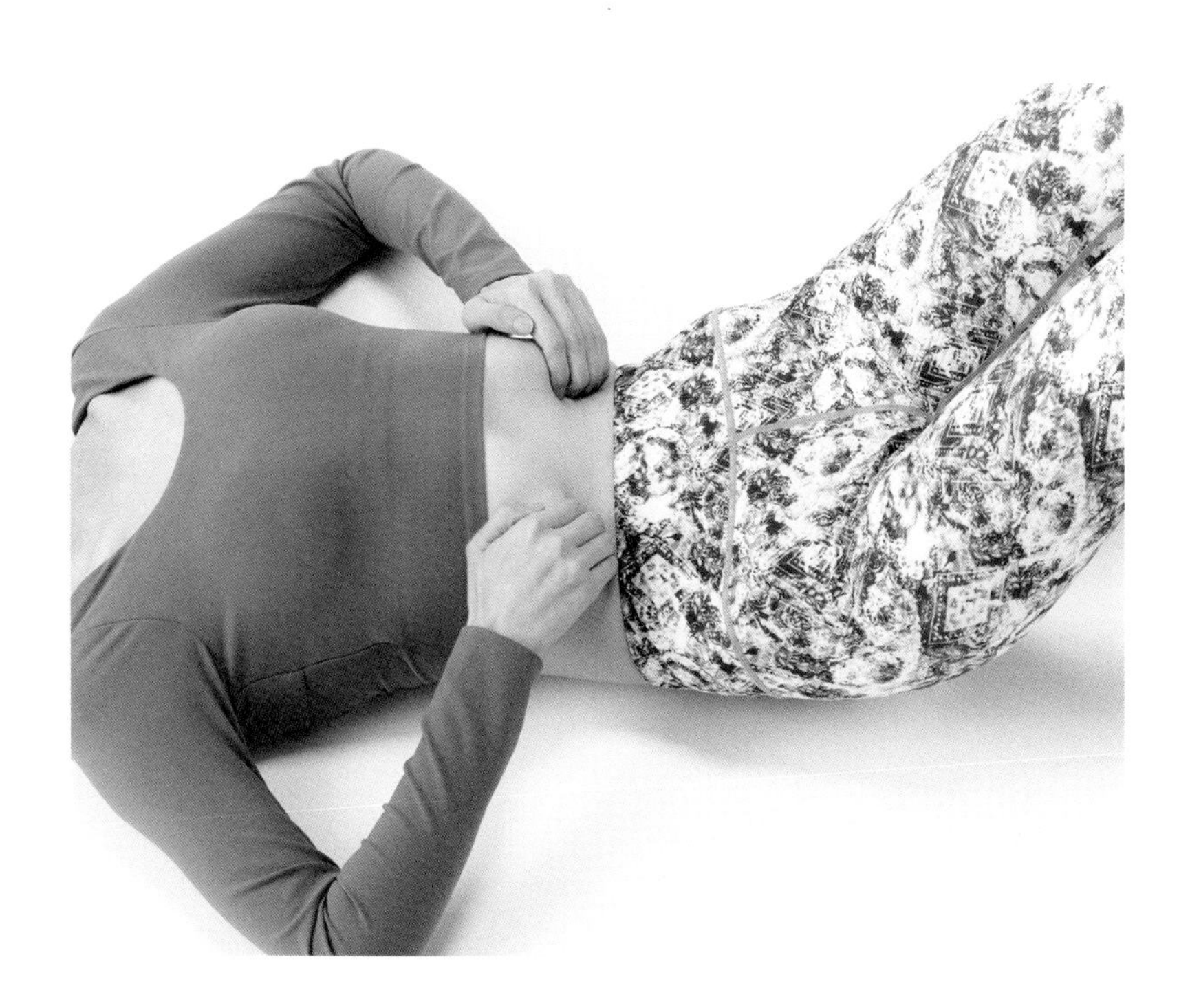

2 脇腹まですすみ、もむ

肋骨に沿って脇腹（助骨下）まですすみ、もみます。

※気持ちよく感じるくらいにもむ

腸リンパを流す解毒ストレッチ❾

小腸集め

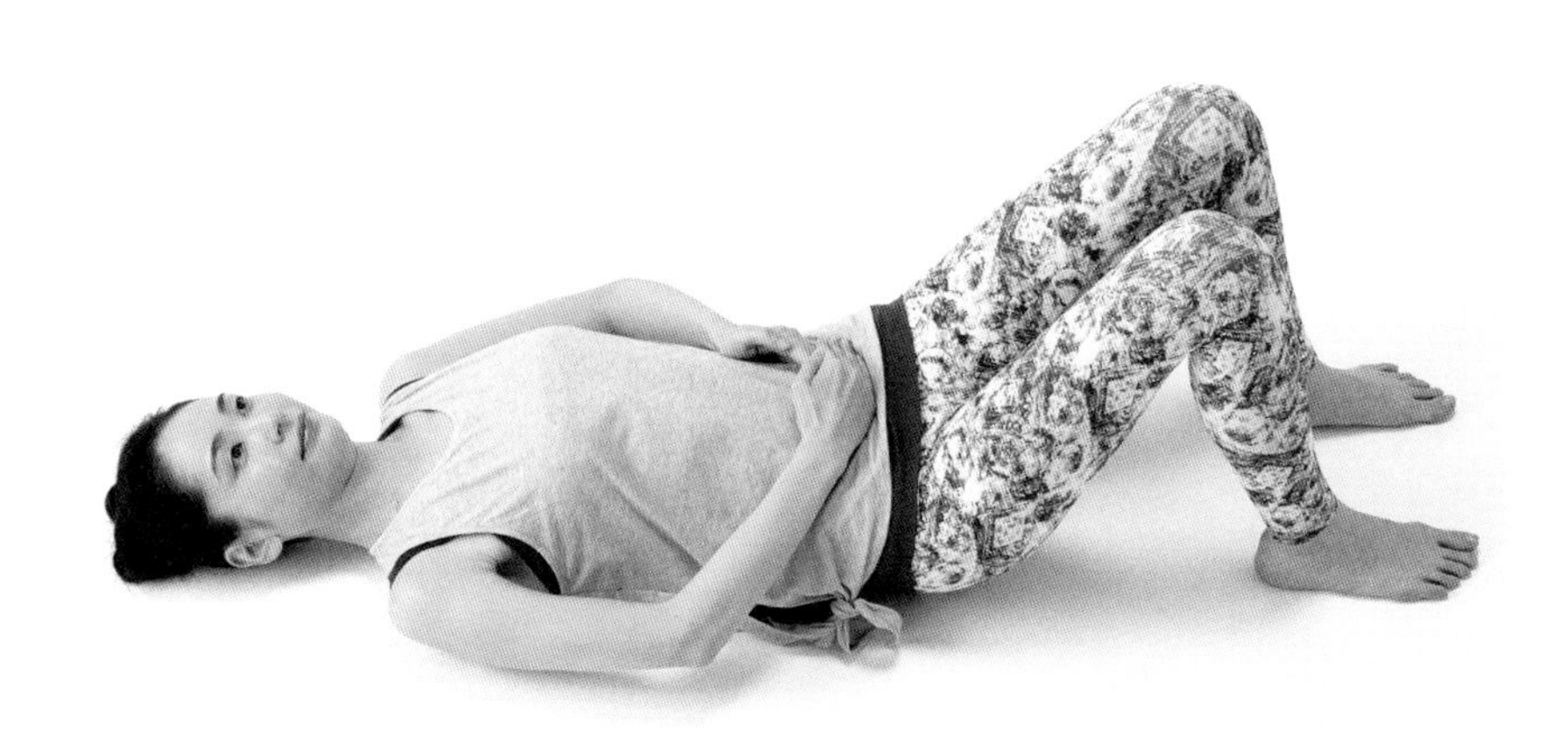

1 腸骨の内側に手を当てる

仰向けになって、腸骨の内側のくぼみに、両手を重ねて当てます。

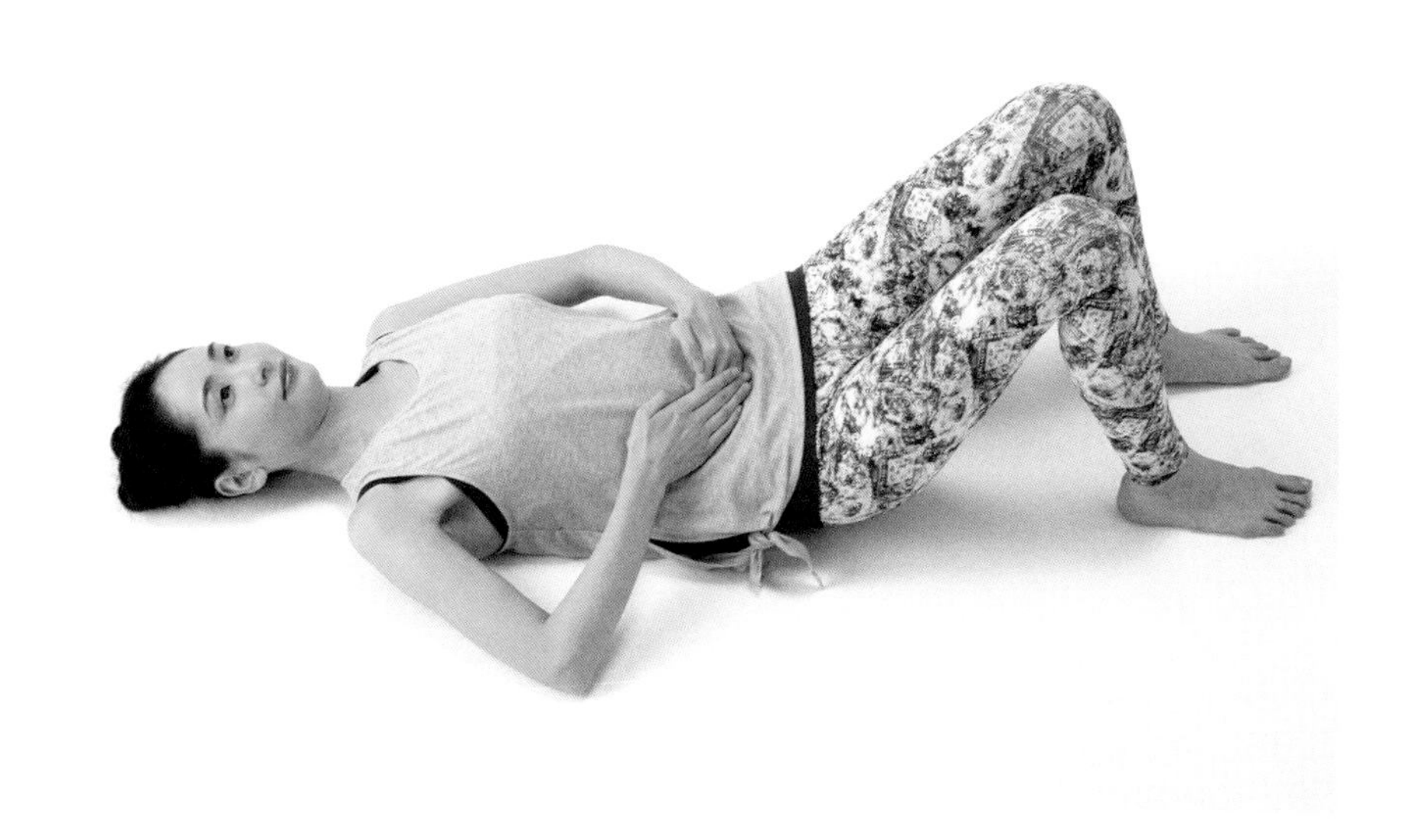

2 へそに集めるようにさする

へそに向かって、両手のひら全体で小腸をへそに集めるようにさすります。

※10回程度、繰り返す

小腸ツボ押し

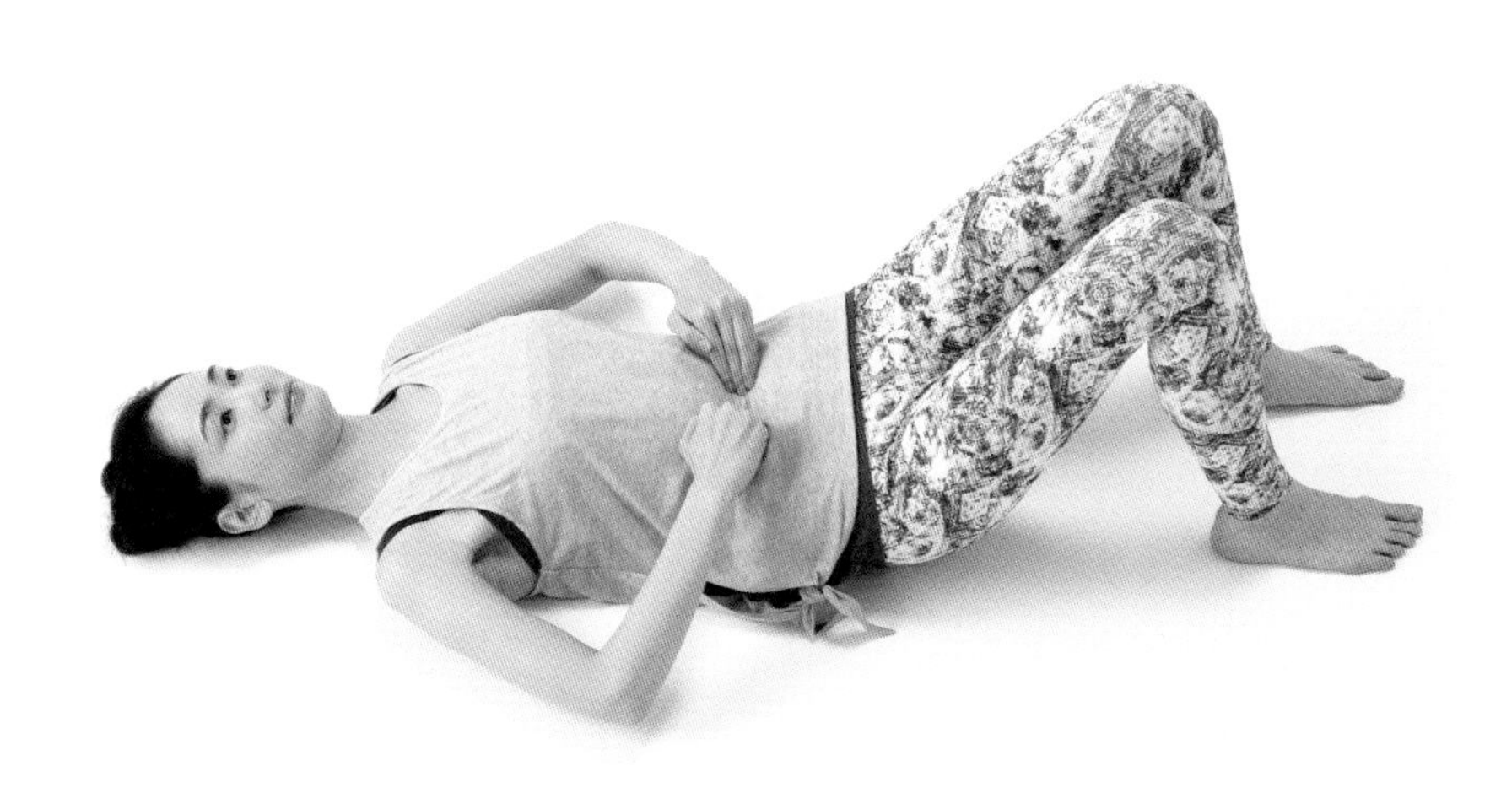

1 へその左右を押す

仰向けになって、へそから左右指２本分のところを５秒程度、押します。

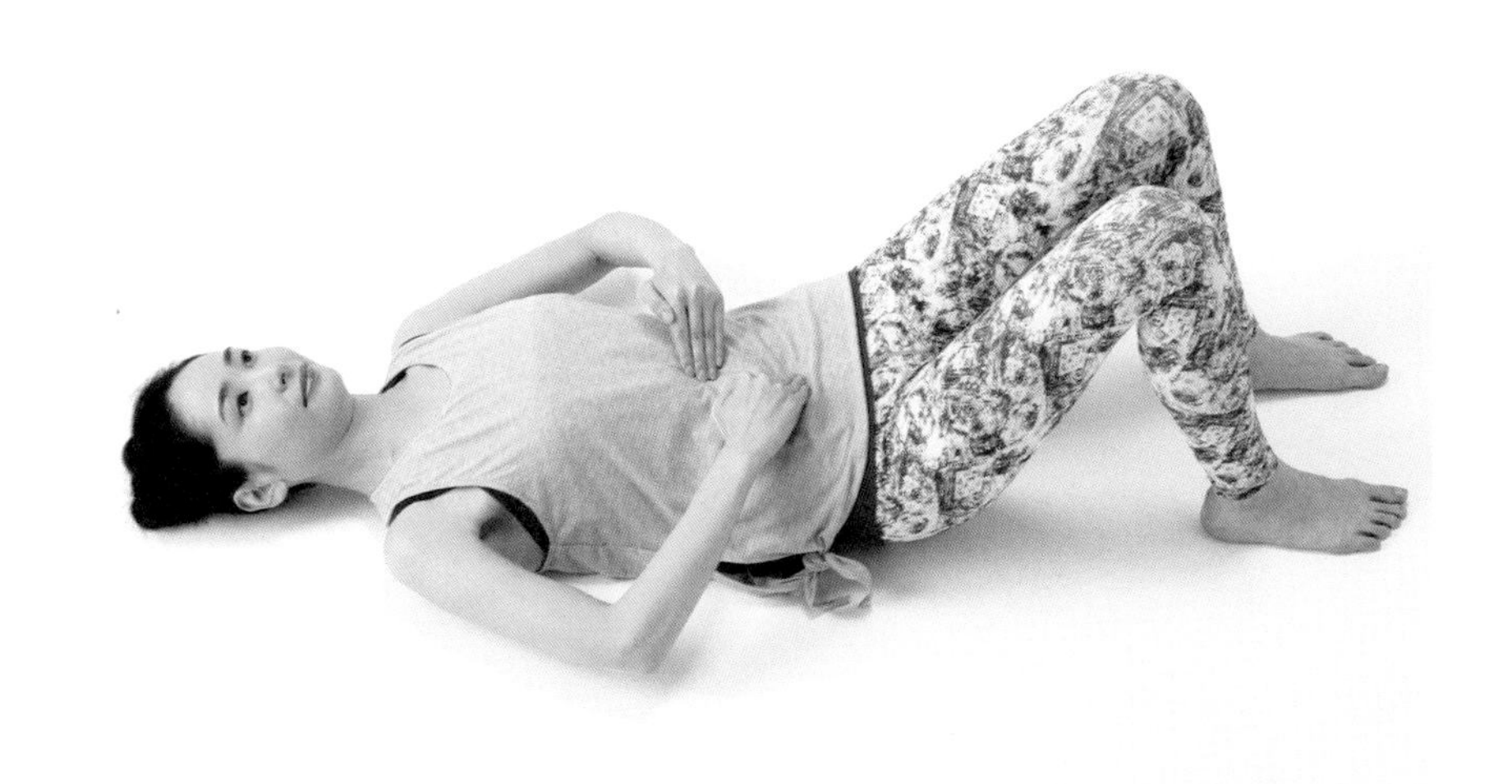

2 へその上下を押す

へその上指２本分、下３本分のところを５秒程度、押します。

※3～5回、繰り返す

腸リンパを流す解毒ストレッチ⑪

大腸押しもみ

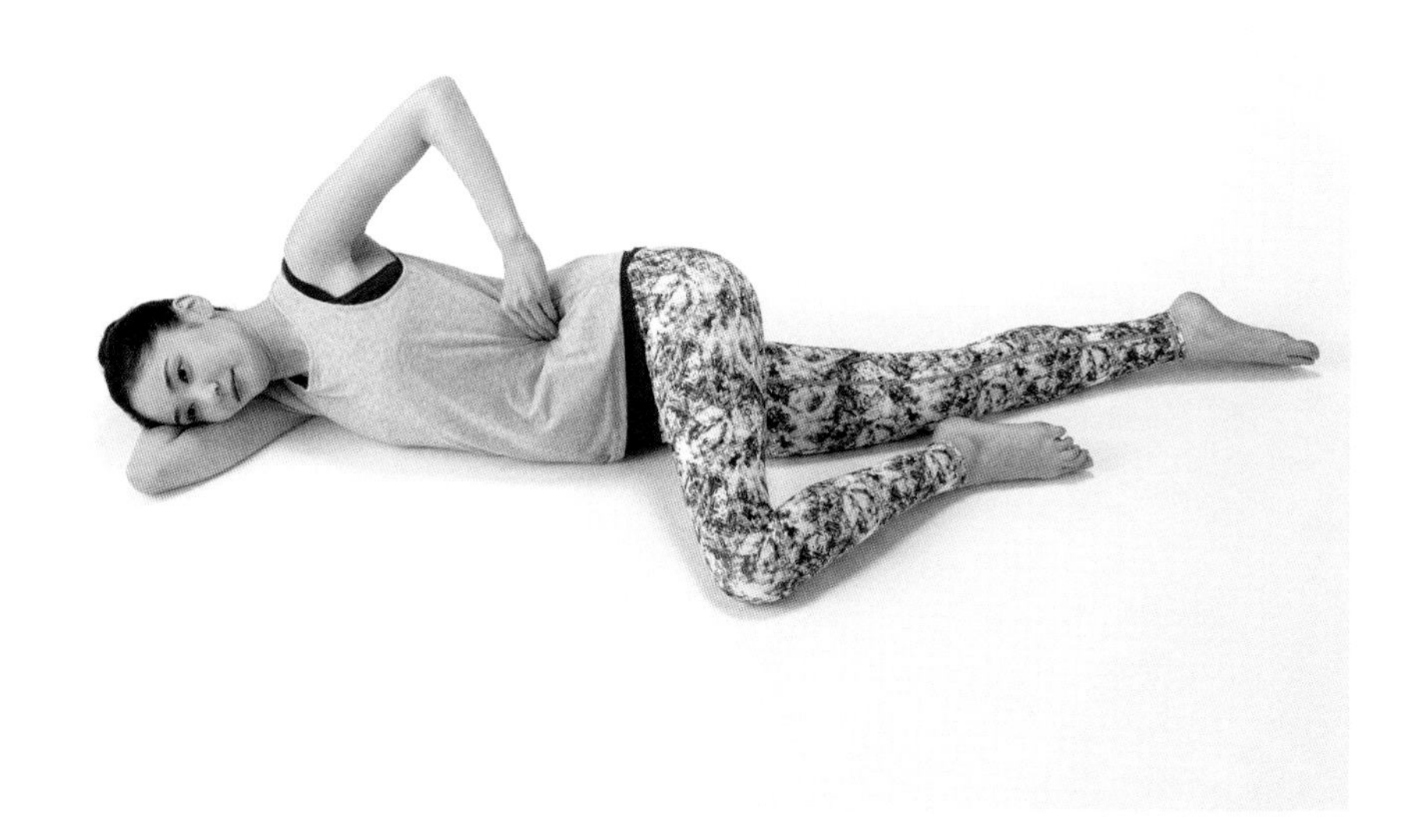

1 横向きに寝て、脇腹を押しもむ

右側を下にして横になり、脇腹（肋骨下）に手を当て、ぐっと１回押しもみます。

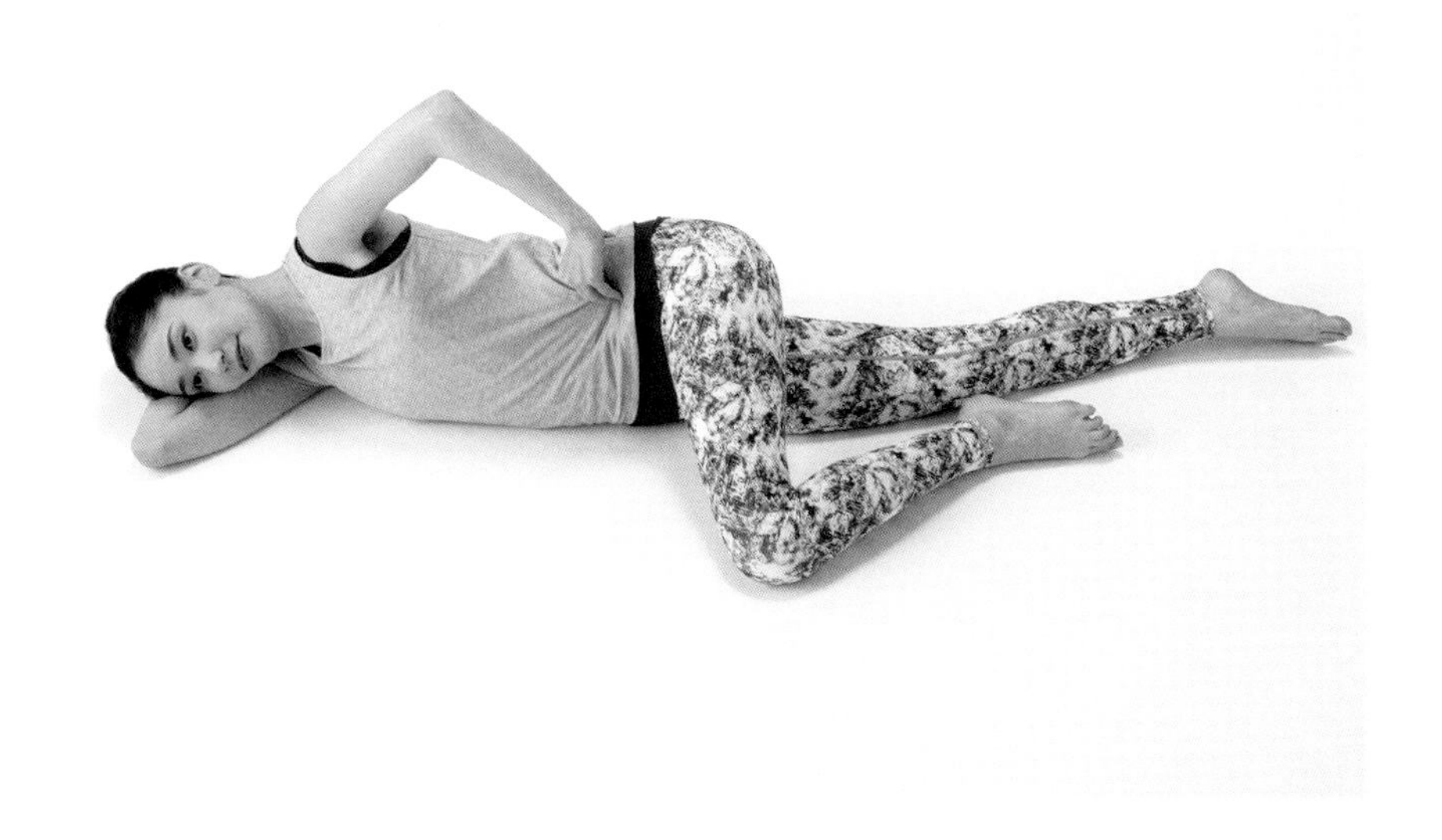

2 位置を変えて押しもむ

肋骨下から腸骨へ向かって、数箇所、ぐっぐっと押しもみます。

※3～5回、繰り返す

大腸流し

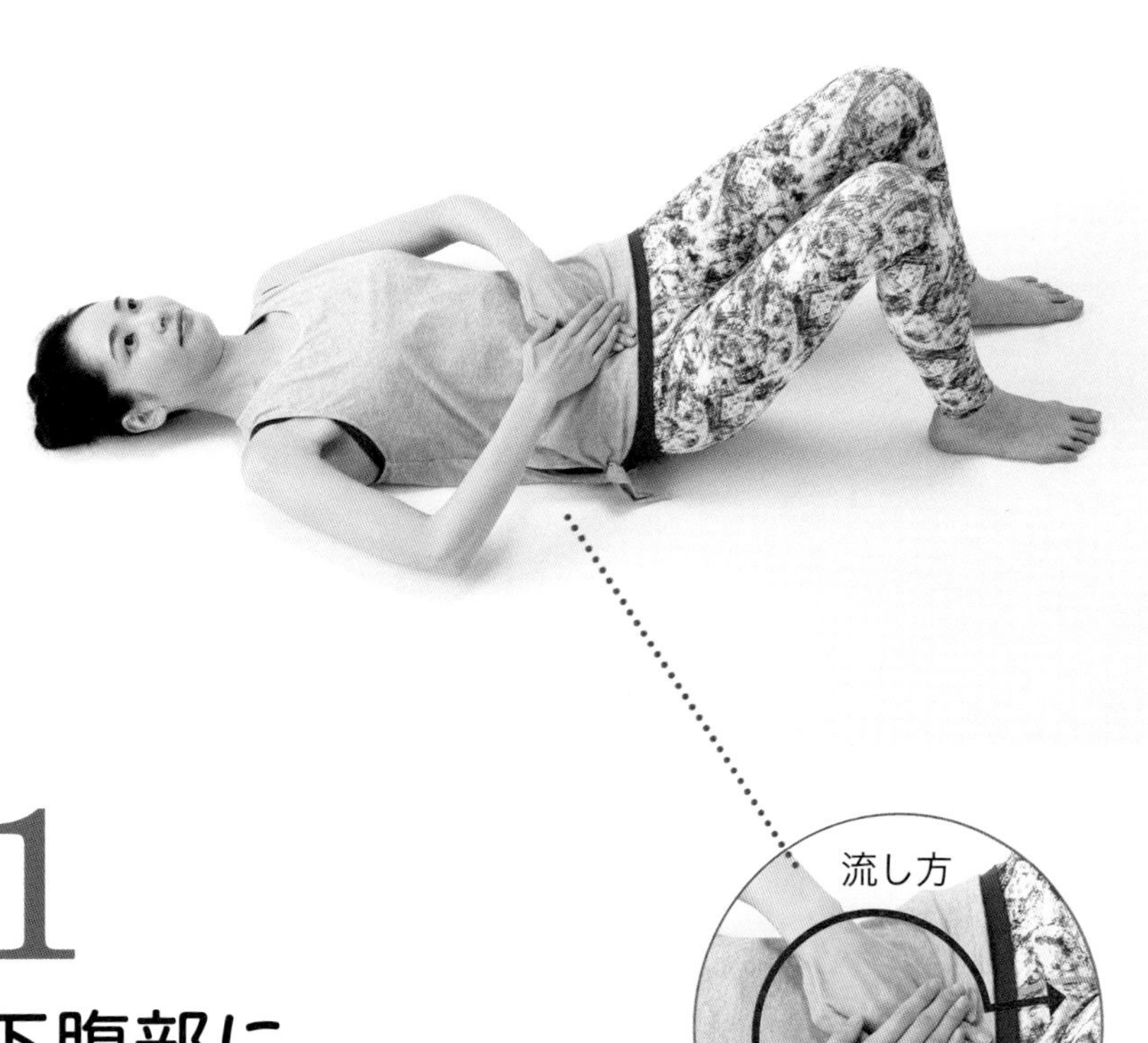

1

下腹部に手を当てる

仰向けになり、下腹部右側に手を当てます。

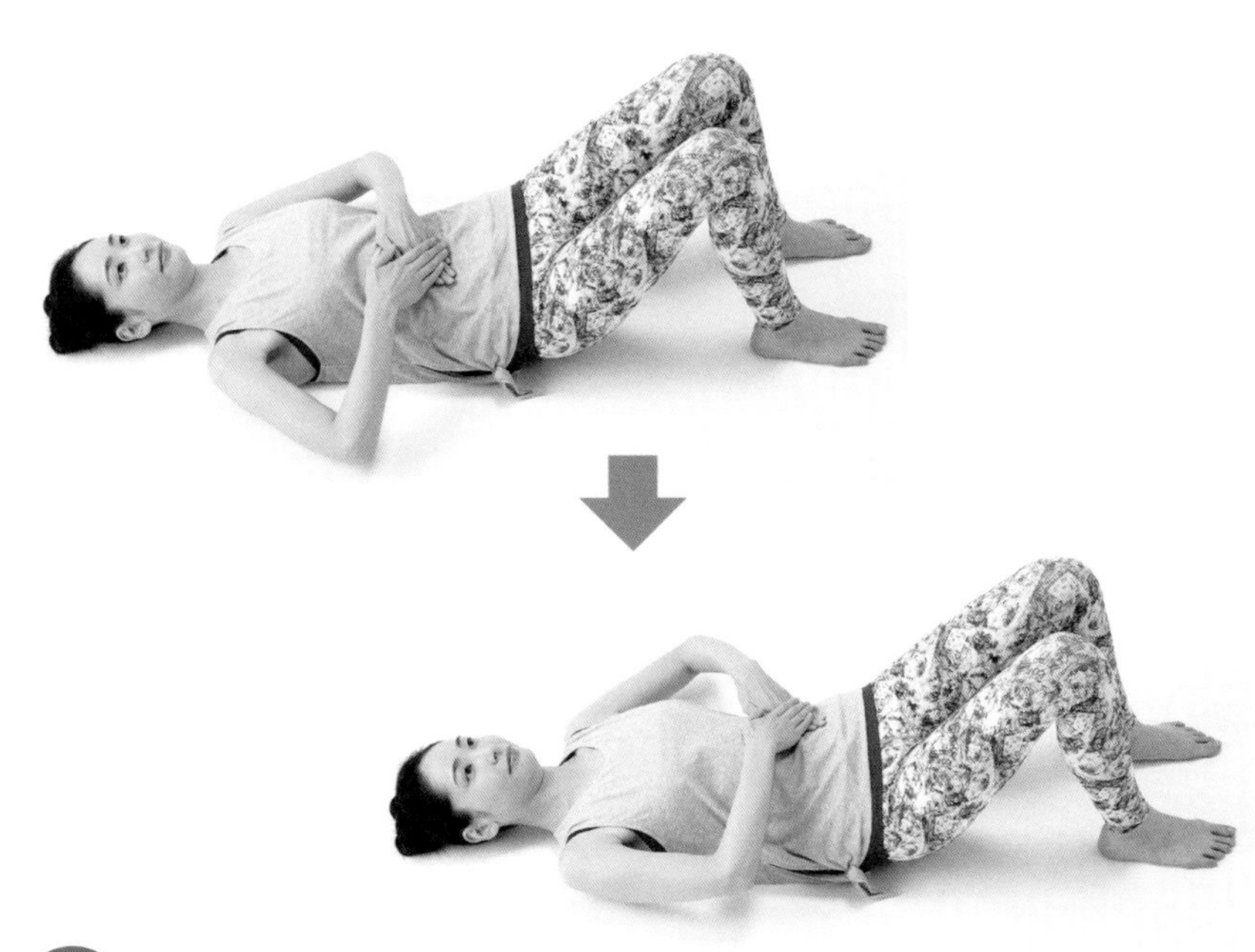

2 時計回りにさする

下腹部を時計回りに、手のひらでさすります。

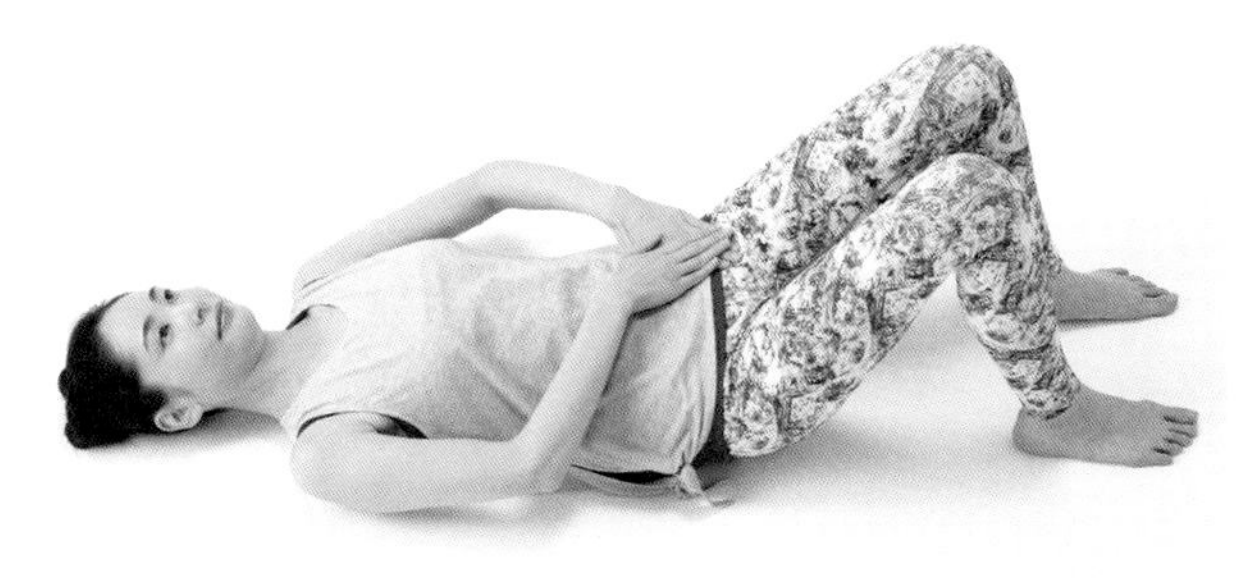

3 直腸へ押し流す

最後は直腸へ向かって押し流します。

※3～5回、繰り返す

お尻たたき

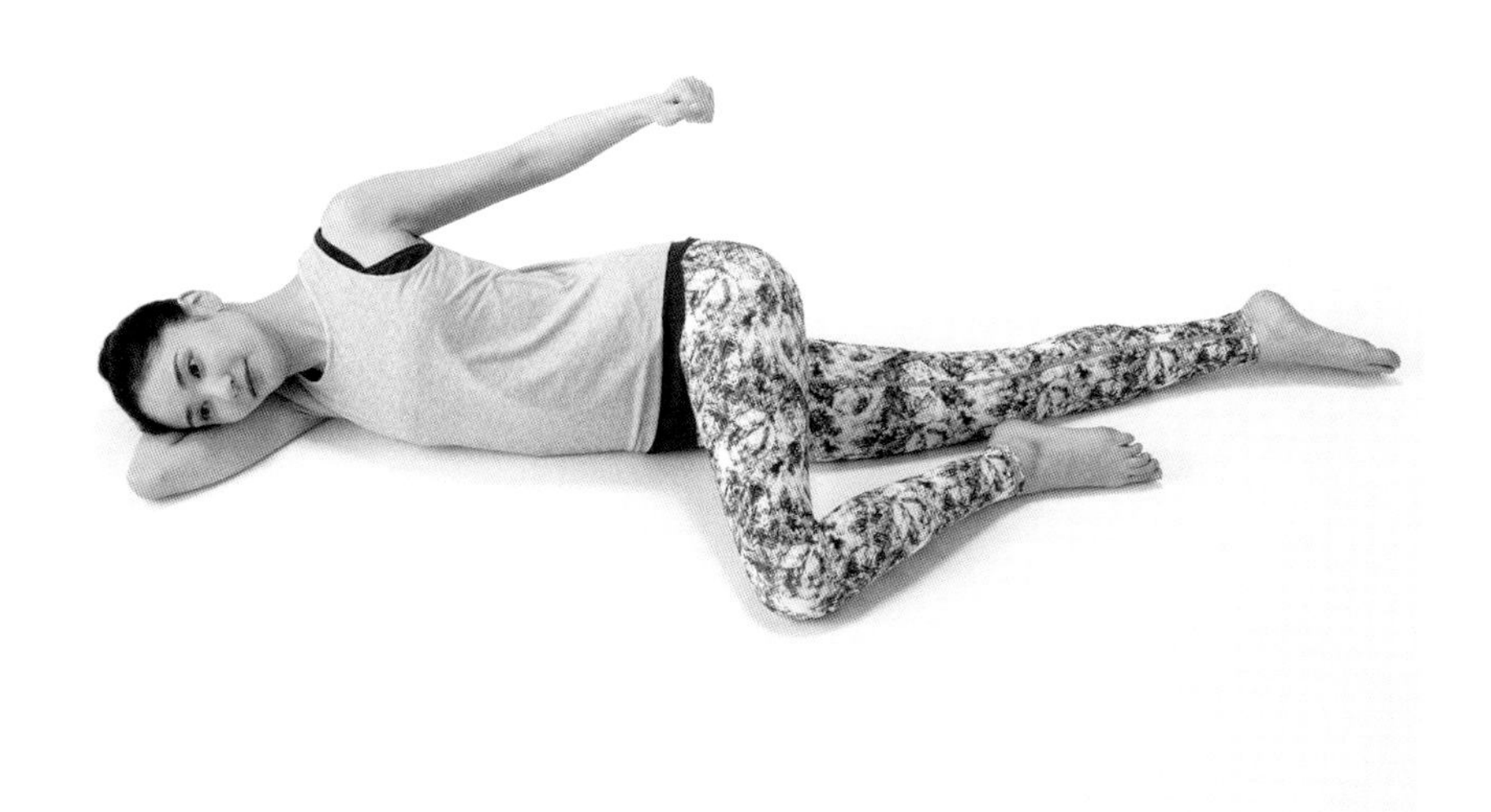

1 横向きで寝る

横向きに寝て、上にある足のひざを曲げます。

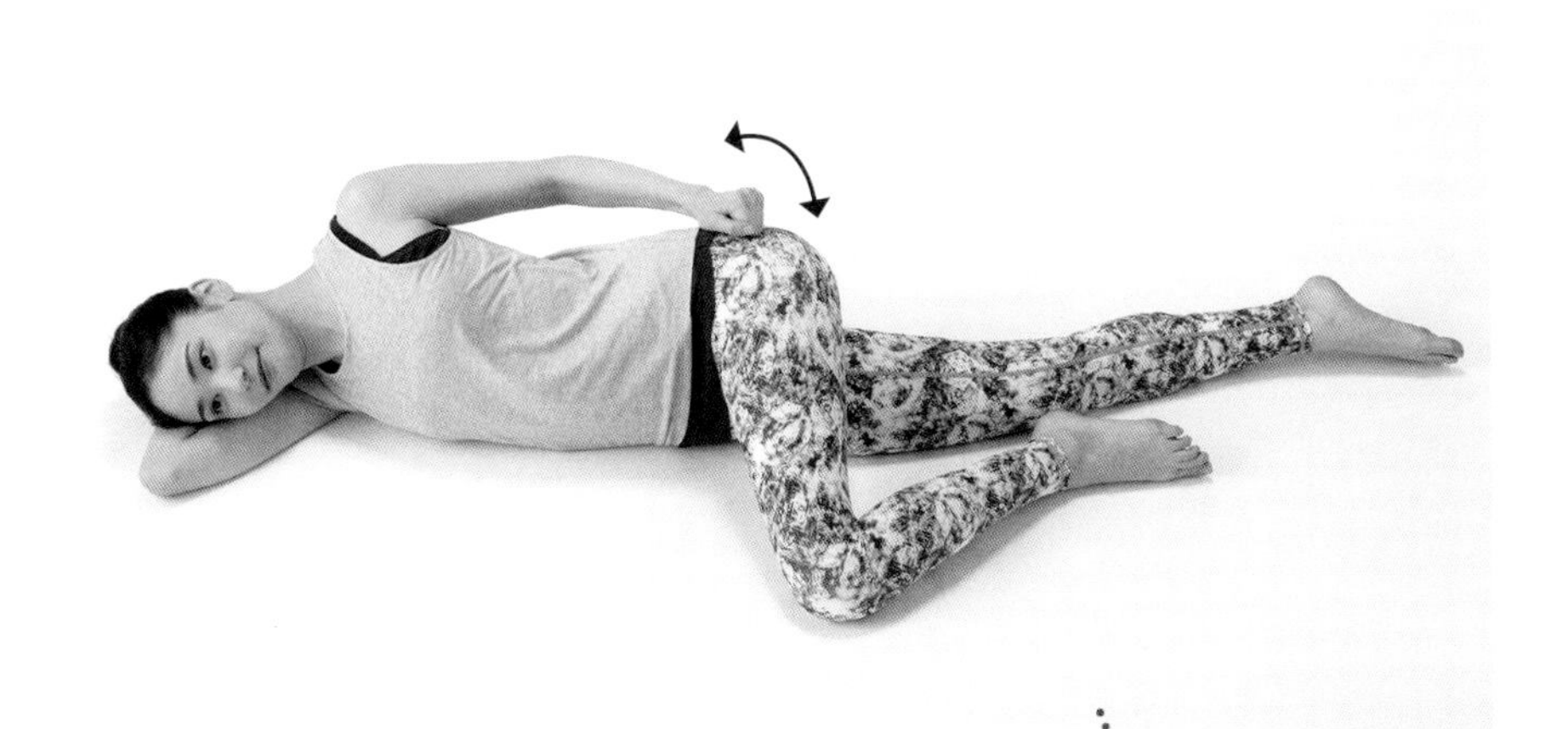

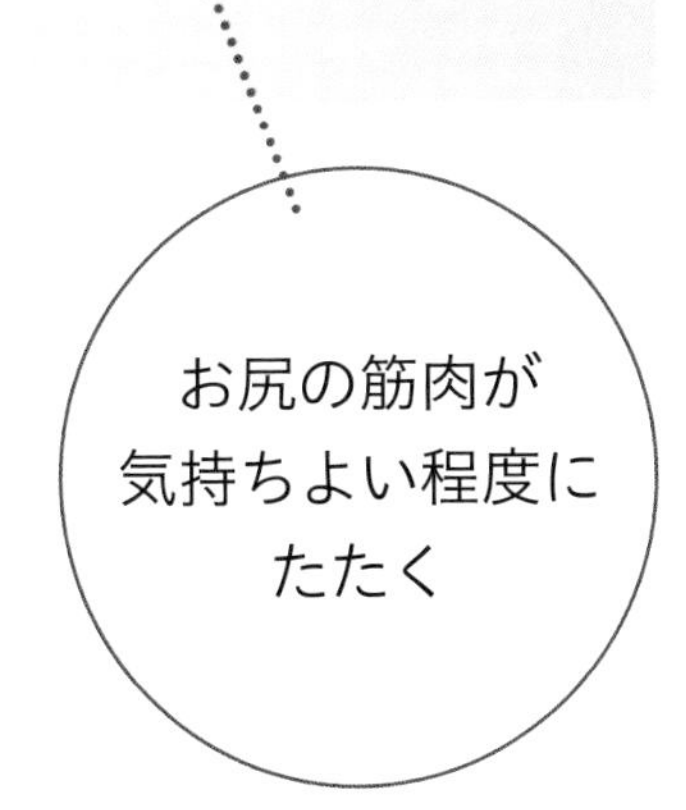

2 お尻をたたく

お尻の外側をたたいて
ほぐします。

3 反対側も同様にする

※左右各10回程度、繰り返す

お腹伸ばし

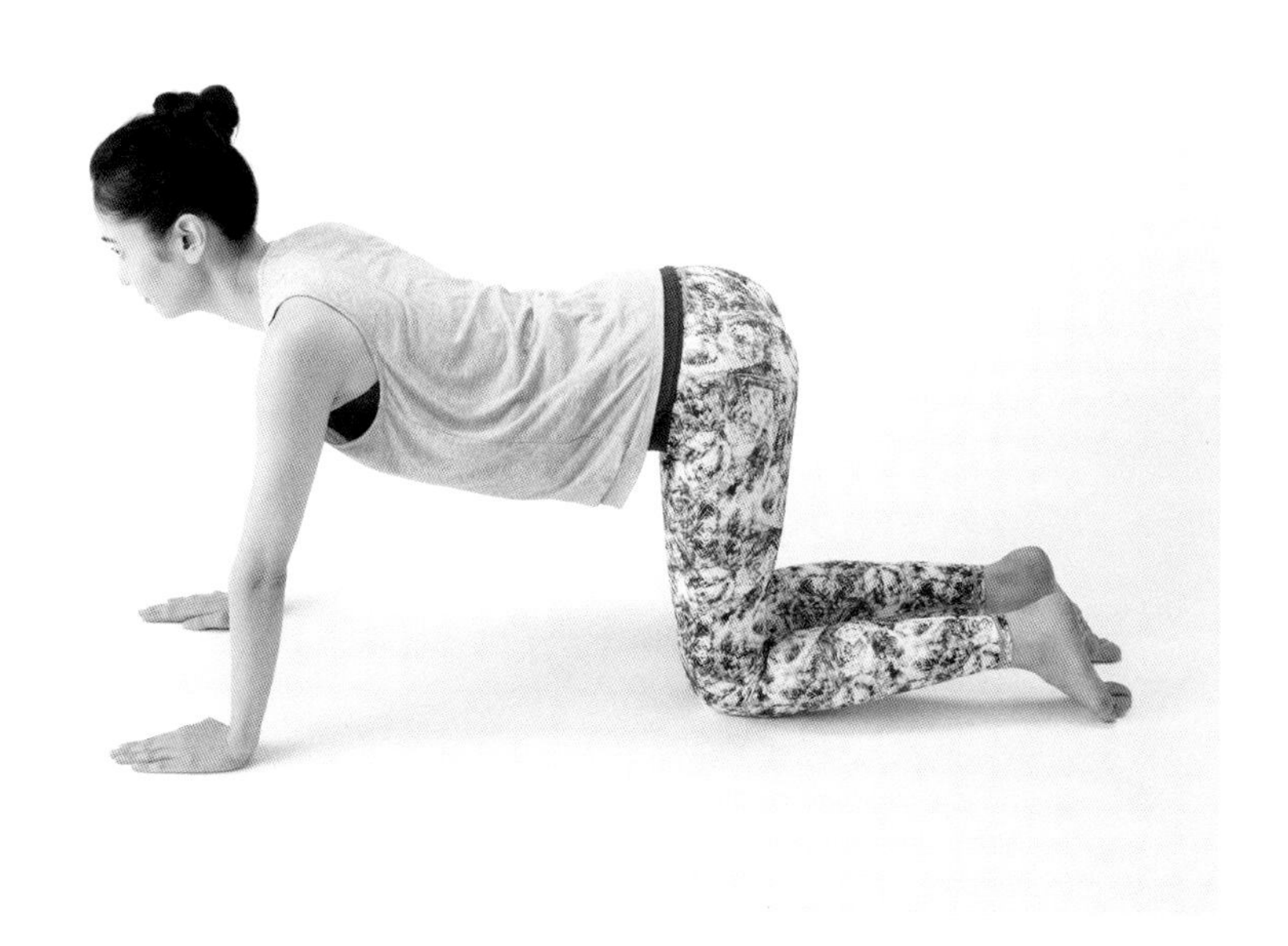

1 四つ這いになる

四つ這いになり、前を向きます。

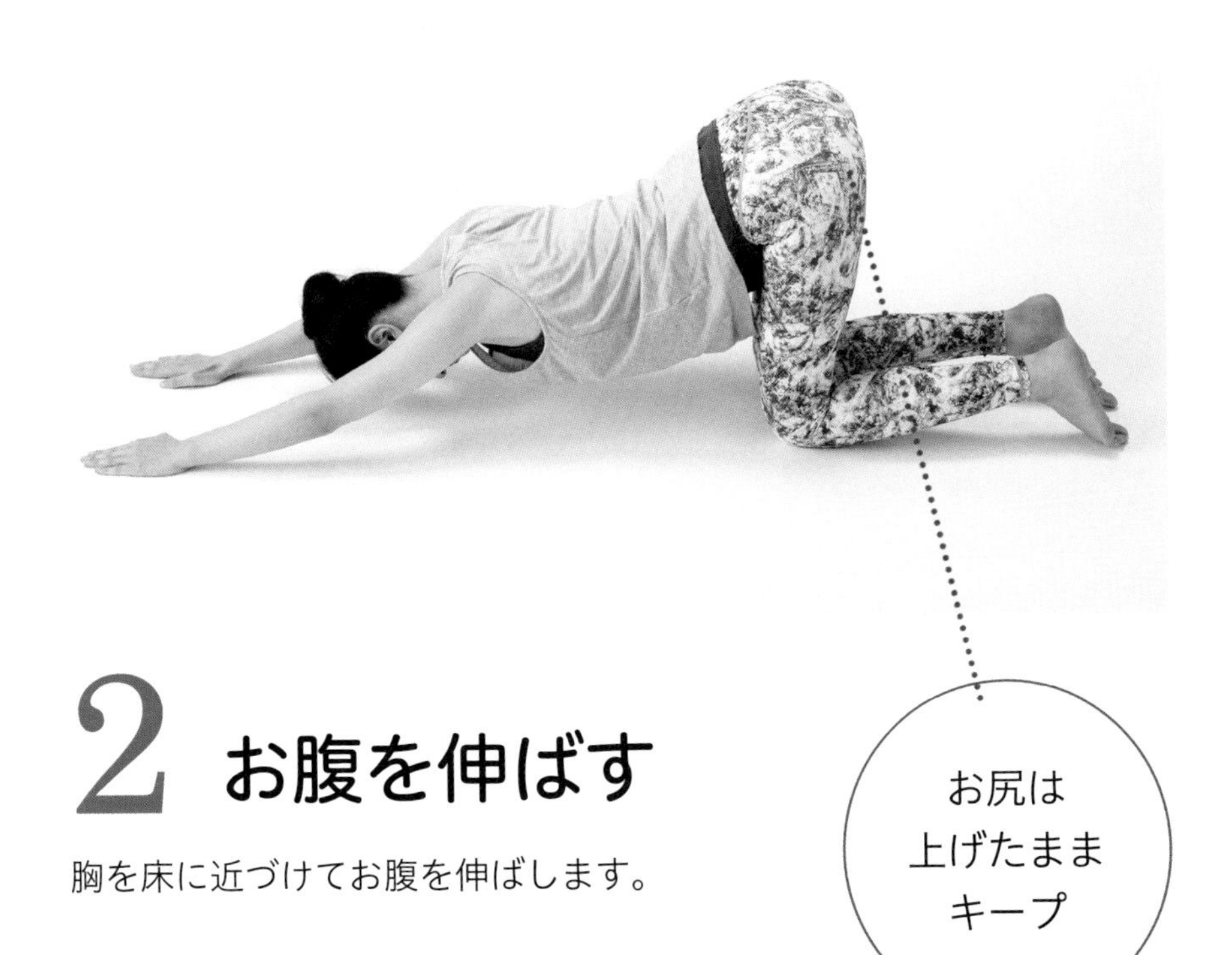

2 お腹を伸ばす

胸を床に近づけてお腹を伸ばします。

※3～5回、繰り返す

大腸の4点もみ

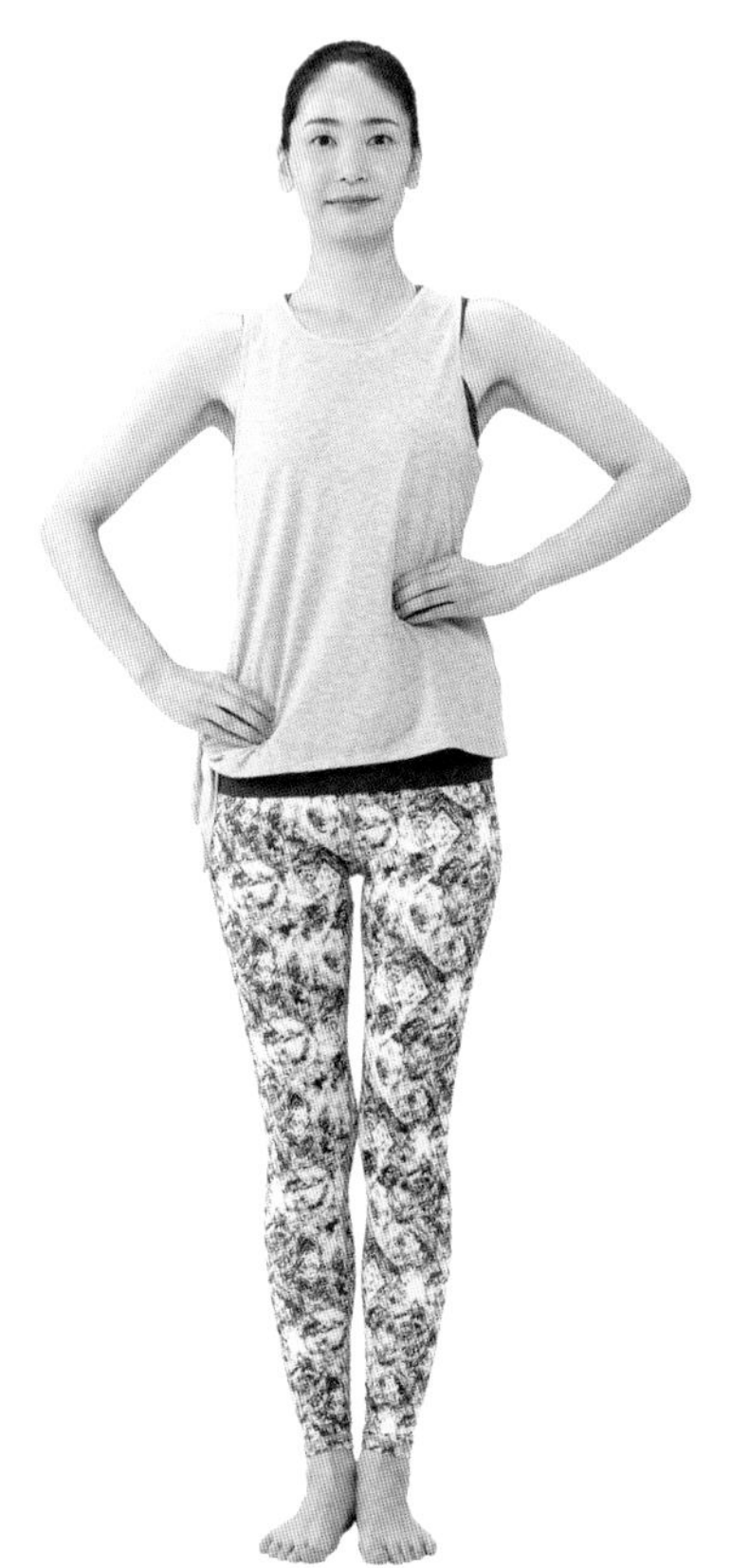

1 大腸の右下と左上をもむ

右腸骨上（大腸の右下）と左肋骨下（大腸の左上）をもんでほぐします。

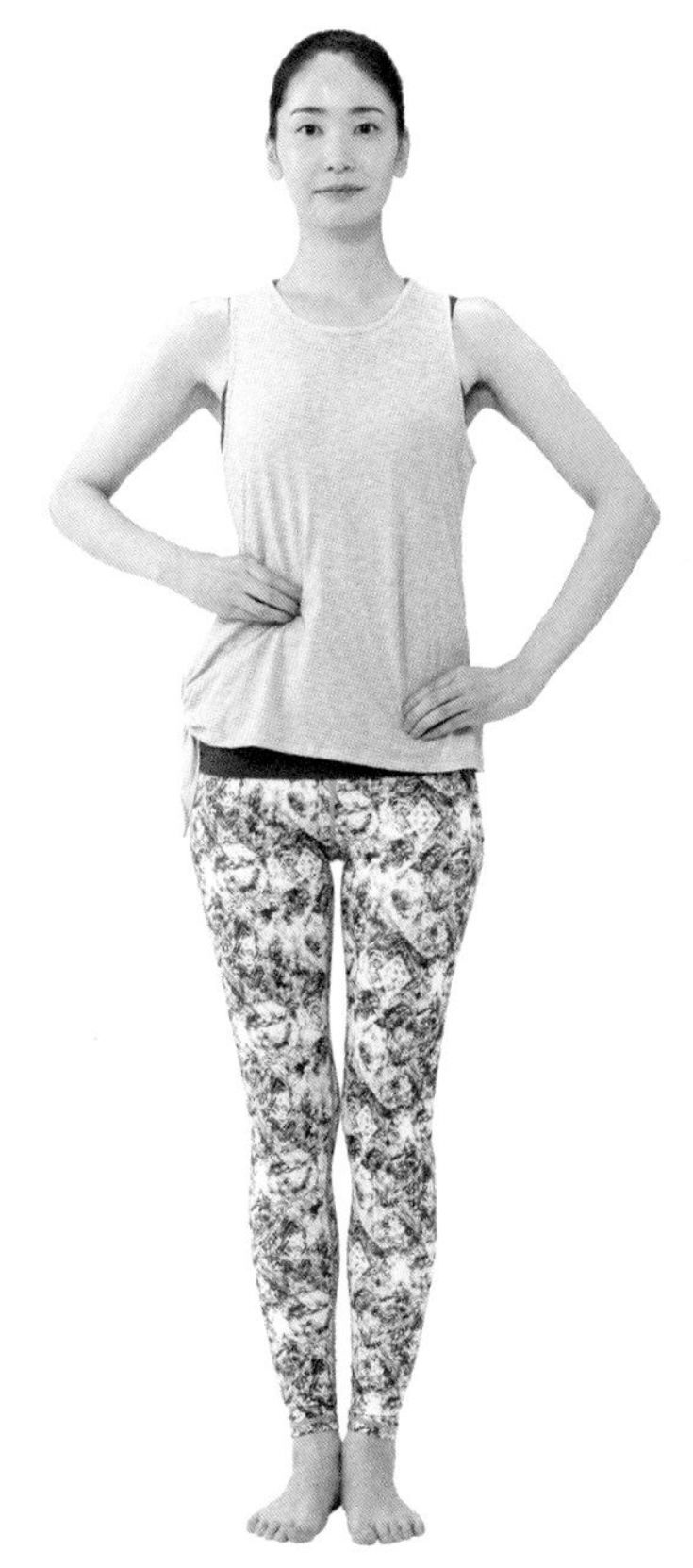

2 手を入れ替えてもむ

対角線上に手を入れ替え、もんでほぐします。

※10回程度、繰り返す

腸リンパを流す解毒ストレッチ⑯

上体たおし

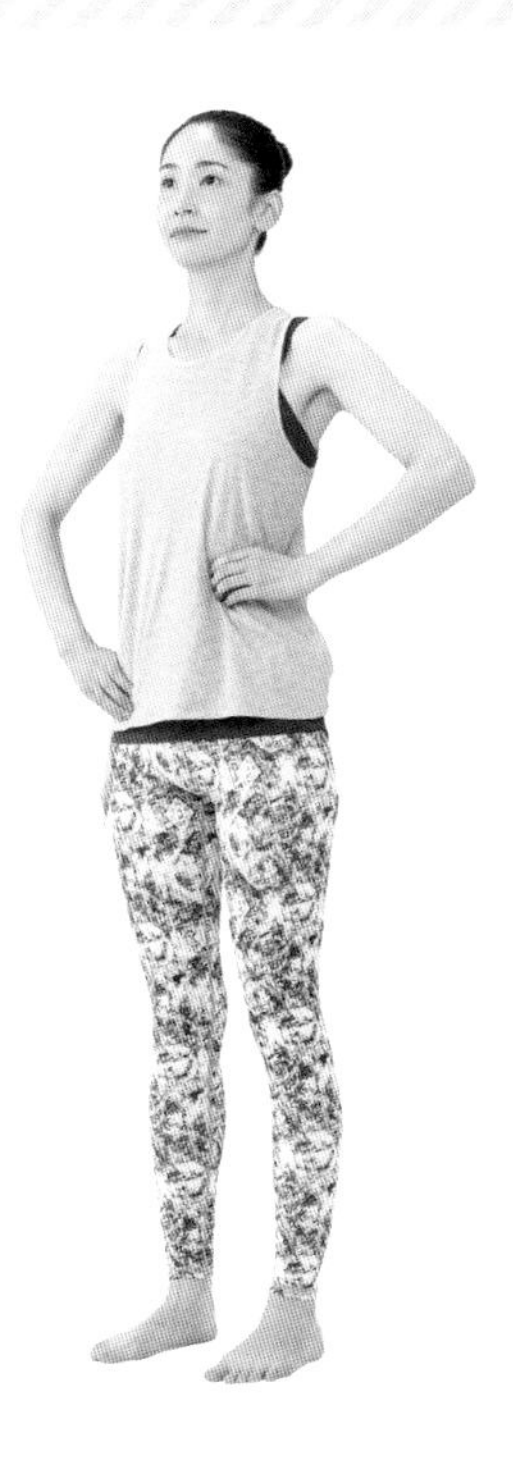

1 右腸骨上と左肋骨下に手を当てる

両足を肩幅に開いて立ち、右手は腸骨の上、左手は肋骨の下に当てます。

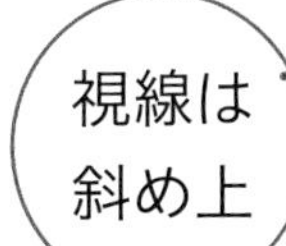

2 前面を伸ばす

息を吸いながら、前面を反らして伸ばします。

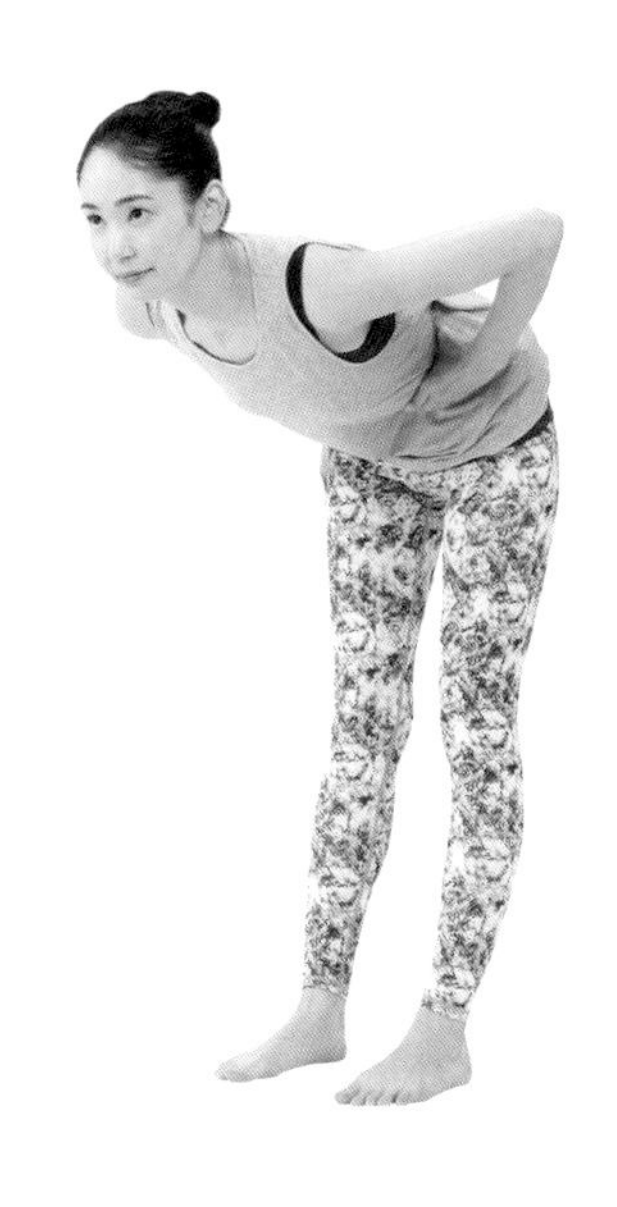

3 上体を前にたおす

息を吐きながら、大腿の付け根から折り曲げるように上体をたおし、右腸骨上と左肋骨下をつかむようにもみます。

4 手を入れ替えて同じように行なう

対角線上に手を入れ替えて、同様に行ないます。

※3〜5回、繰り返す

小腸の汚れ落とし

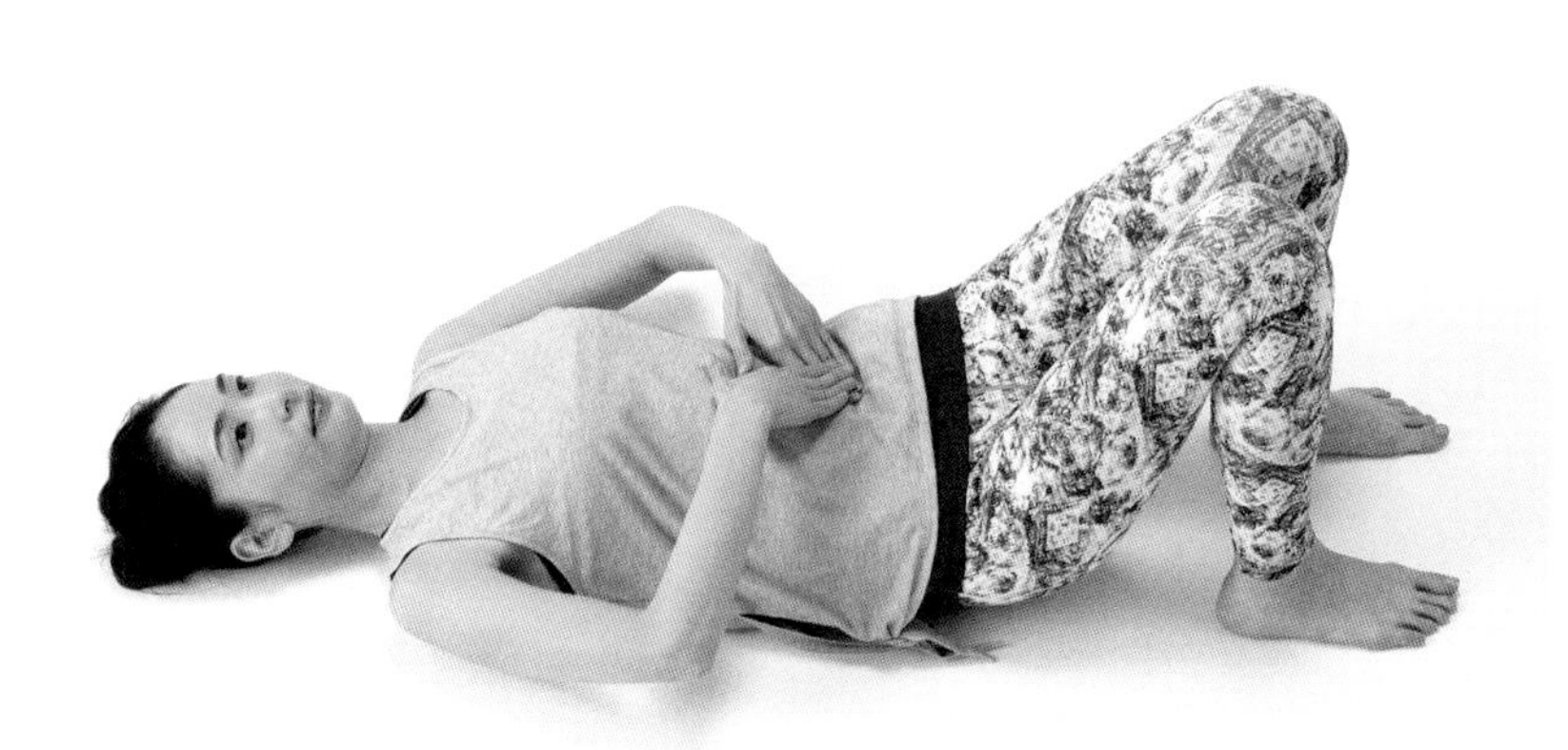

1 お腹をこする

仰向けになって、へその周りを1周するように、6箇所こすります。

★6箇所★

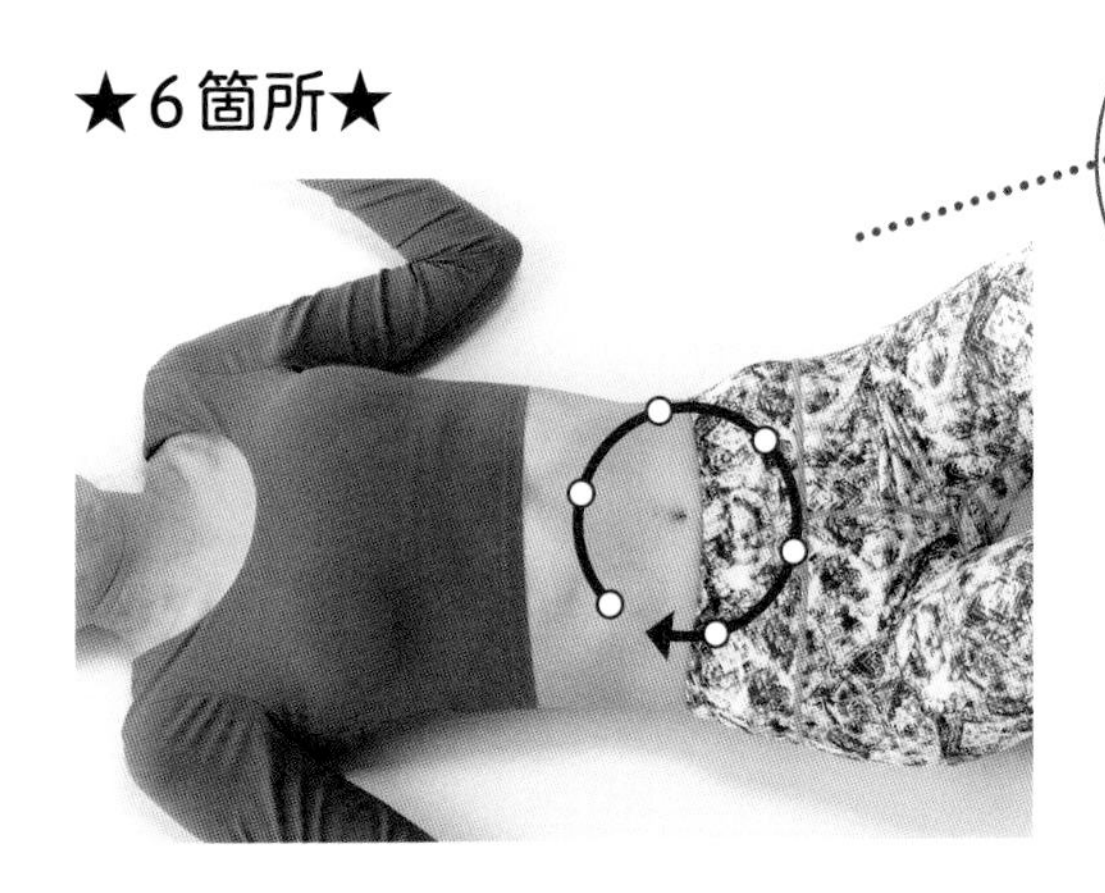

硬い箇所は
念入りに

※3～5周、行なう

終章

腸を整えるために大切な日常習慣

2つの朝活が腸には大切

①朝日を浴びる

早起きをして一番に太陽の光を浴びると「朝！」という信号が脳に送られ、眠っている間に副交感神経優位になっていた自律神経が交感神経優位に切り替わり、体にも心にもスイッチが入り、活動モードにチェンジ。腸も動きだします。

また、朝、自律神経のスイッチがうまく切り替わると、夜の睡眠の質がぐんとよくなります。夜になると眠くなるのは「メラトニン」という物質が分泌されるからだと考えられていますが、メラトニンはセロトニンから作られるため、日中にセトロニンが作られないとメラトニンも生成されず、寝つきが悪くなったり眠りが浅くなったりと、睡眠障害を起こしやすくなるのです。

朝日を浴びるためにも、早めに就寝しましょう。遅くとも24時前には眠っているのが理想です。腸の副交感神経がピークを迎え、腸の消化活動がもっとも活発になるのが24時すぎだからです。

②朝、コップ1杯の水を飲む

体内の水分は、ふだんは血管内と、細胞内の細胞質との間を行ったり来たりしています。むくみ腸は、腸の血管から漏れ出した水分が血管と細胞の隙間にたまっているので、浸透圧によって、たまった水を引き出す必要があるのです。

また、朝起き抜けの1杯は、むくみ腸の大敵である便秘を防ぐ効果もあります。

水を飲むと、「胃・結腸反射」といって、胃が膨らんで大腸に信号が送られ、反射的に大腸が収縮し、便を直腸に送り出す動きが起こるからです。腸を刺激するコツは、水を勢いよく飲むこと。起き抜けに、コップ1杯の水をぐいっと飲みましょう。水の温度は人肌くらいがおすすめです。その温かさが、体により吸収されやすいのです。飲む前にはうがいをして、口の中の細菌を洗い出しておきましょう。

日中も、水分補給を忘れずに。口の中の乾燥を防ぎ、ウイルスが発生しないようにするためにも、こまめに水分をとることが大切です。

ただし、水を飲めば飲むほどいいわけではありません。汗をかいたわけではないのに、一日に2L以上も水を飲むと、血液が薄まって不整脈を起こしたり、全身けいれんを起こすことがあるのです。

基本は「一日3食」

腸のためには、食事は一日3食が基本です。腸には、刺激が加わると動きだすという性質があるのですが、たとえば一日1食では、一日に1回しか腸に刺激を与えないことになり、腸の動きが悪くなってしまうのです。

3食のうち、とくに重要なのは朝食です。朝食は、腸を刺激して排便を促すだけでなく、「体内時計」のリセットにもなります。

体内時計とは、時計遺伝子をもとに生体リズムを刻むしくみです。人間の体内時計は、厳密には24時間より少し長く、そのままだと少しずつ後ろにずれてしまうので、毎日リセットする必要があります。その方法の1つが、朝食をとることなのです。

朝食におすすめなのは、ごはんと味噌汁。グラノーラと具だくさんのスープもいいでしょう。とくに、雑穀や根菜類、海藻類に含まれる「発酵性食物繊維」を意識してとると、昼食の後に血糖値が上がりにくくなります。この、1食めの効果が2食めに影響することを「セカンドミール効果」といいます。

朝食をきちんととるためにも、夕食は寝る3時間前までに、そして食べ過ぎないことが肝心。夕食を軽めにすれば朝、お腹がすいて食欲がわきますし、寝ている間に腸の蠕動（ぜんどう）運動が起こるので、翌朝の便通がスムーズになります。

食べ方の工夫としては、温かいものから食べること。消化管が温まり、腸の働きがよくなるのです。朝食は、味噌汁やスープを一口いただいてから。そして、昼食も夕食も「温かいものから」を意識してください。

野菜ファーストは、血糖値の急激な上昇を抑え、腸の中をきれいにしてくれるという意味ではよいのですが、体全体の働きから考えると、温かいものから先にとるのがベターなのです。

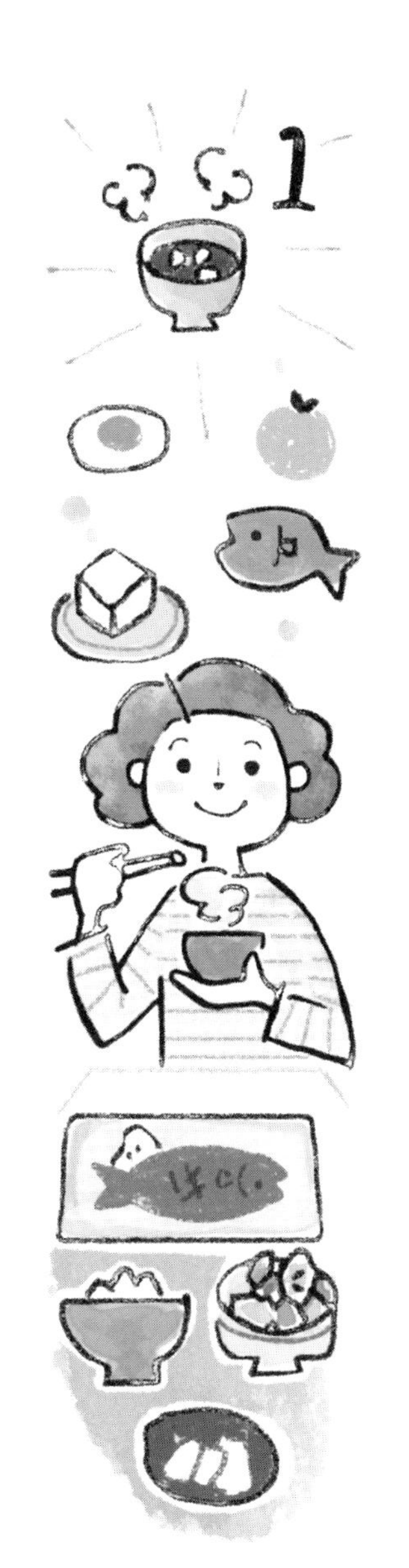

腸に〝悪いもの〟を入れない

腸のむくみを取るためには、善玉菌を増やして腸内環境を整えることが大切です。しかし、汚れたままの腸は吸収力が落ちてしまっているので、まずは「悪いもの＝善玉菌の敵となるものを体に入れない」ことが重要です。

悪いものの代表格は、食品添加物。化学合成物質である食品添加物は、体に入ると排泄（はいせつ）されずにたまり、必要な栄養素の吸収を妨げてしまうのです。主な食品添加物は、着色料、保存料、甘味料、酸味料、増粘剤、乳化剤、漂白剤などです。食品や調味料のパッケージ裏には「原材料名」が表示されていますので、確認しましょう。

とくに気をつけたいのは、インスタント食品です。賞味期限も長くて便利なのですが、増粘多糖類や人工甘味料など、さまざまな添加物が入っているので、なるべく控えてください。

なお、ウインナーやハムなどの加工品には、発色剤が使われることが多いので要注意。「発色剤不使用」のものを選ぶようにしましょう。

小麦粉は、輸入されたものには漂白剤が使われていることもあるので、国産の小麦粉か全粒粉に切り替えましょう。白砂糖は精製の段階で漂白剤が使用されていることがあります。ジュースやお菓子類には白砂糖が使われていることが多いので、注意が必要です。

薬にも気をつけましょう。とくに抗生物質は、腸の中に入ると、悪い菌だけでなくよい菌まで殺してしまい、免疫力を下げる恐れがあります。医師の診断なく安易に飲まないようにしてください。

また、サプリメントには、〝つなぎ〟として増粘剤が使われていることが少なくありません。健康のためと思ってサプリを飲んでも、かえって腸内環境を悪くし、腸をむくませることにもなりかねないので、必ず原材料をチェックし、添加物が使われていないものを選ぶことが大切です。

食物繊維をたっぷりとる

腸のリンパの流れをよくするためには、便秘の改善も重要課題。便が腸の中に長くとどまっていると、悪玉菌が便を腐敗させ、体に有害な物質を作り出します。それが腸をむくませ、リンパの流れを阻害してしまうのです。

便秘改善には、食物繊維をたっぷりとることが大切です。

食物繊維は、「水溶性」と「不溶性」とに分かれますが、いずれも人間の消化酵素では消化されず、そのまま腸に到達します。

水溶性には粘性があり、消化管を通る過程で糖質や脂質を吸収し、血糖値の上昇を抑えます。一方、不溶性は水分を吸収して膨れるため、腸内の有害物質を押し出しながら、同時に腸に刺激を与え、蠕動運動を促進。これが、便秘改善につながります。

食物繊維には、さらに重要な役目があります。とくに水溶性食物繊維が、腸内の善玉菌のエサとなって善玉菌を増やしてくれるのです。

近年、糖質制限食が注目され、ごはんなどの穀類をとらない人も増えているようですが、腸のためを考えるとおすすめできません。穀類には食物繊維が多く含まれているので、まったくとらないと食物繊維不足になるからです。糖質制限が必要な場合は、お菓子など甘いものを控えて穀類や芋類などはきちんととるようにしましょう。

最近注目されているのが「発酵性食物繊維」です。

発酵性食物繊維をとると、食品が発酵するプロセスと同じように腸内で発酵が起こり、善玉菌のエサとなって、全身の健康を増進させる物質「短鎖脂肪酸」を生み出します。短鎖脂肪酸には、主に「酪酸」「酢酸」「プロピオン酸」があり、全身の免疫を高めるほか、糖尿病やがんの予防、食欲を抑える働きがあります。

発酵性食物繊維は、ほとんどの水溶性食物繊維に含まれています。米や小麦、大麦、ライ麦などの穀類、そば、ゴボウやラッキョウなどの根菜類、芋類、海藻類は発酵性食物繊維が豊富なので、積極的にとるようにしましょう。穀類は精白されていないものを食べるのがベターです。

なお、炭水化物の一種である「レジスタントスターチ（難消化性デンプン／体内で消化されないデンプン）」も、食物繊維と同様に善玉菌のエサになります。レジスタントスターチが多く含まれるのは、山芋や豆、ナッツ類などです。

発酵食品で善玉菌を増やす

腸によいものの代表格は、乳酸菌。乳酸菌の一つであるビフィズス菌は、もともと人間の腸の中に生息している善玉菌ですが、加齢によってその量が減っていきます。そのほかの善玉菌も年齢とともに減り、「善玉菌：悪玉菌：日和見菌」のバランスが崩れて腸内環境が悪化しやすくなってしまうのです。

ですから、努めて乳酸菌をとり、善玉菌を増やすことが大切です。そこで大活躍してくれるのが、発酵食品。発酵食品には乳酸菌が豊富に含まれています。

乳酸菌には「植物性」と「動物性」がありますが、積極的にとりたいのは納豆や味噌、漬物、塩麹、酢といった日本古来の発酵食品に多く含まれる植物性です。植物性は動物性より菌の力が強く、腸に届きやすいのです。

一方、動物性乳酸菌は、日本人には消化できない人が多く、とりすぎると腸の中でうまく消化・分解できなかったり、腐敗した時に菌が悪玉化する恐れがあります。とはいえ、腸を活性化する働きがあるので、適度にとることが大切です。動物性乳酸菌が多く含まれるのは、ヨーグルトやチーズ、生ハム（塩分には要注意）などです。植物性の乳酸菌とあわせてとりましょう。

また、ヨーグルトにはたくさんの種類があり、さまざまな乳酸菌入りのものが店頭に並んでいます。

人によって合う乳酸菌が異なるので、あれこれ試してみるとよいでしょう。１日２００グラム前後を目安に、１つのヨーグルトを２週間食べ続けてみて、腸の調子がよくなったらそのヨーグルトが自分に合っていると判断してもよいと思います。とくによい変化がみられない場合は、別のヨーグルトを試してみましょう。

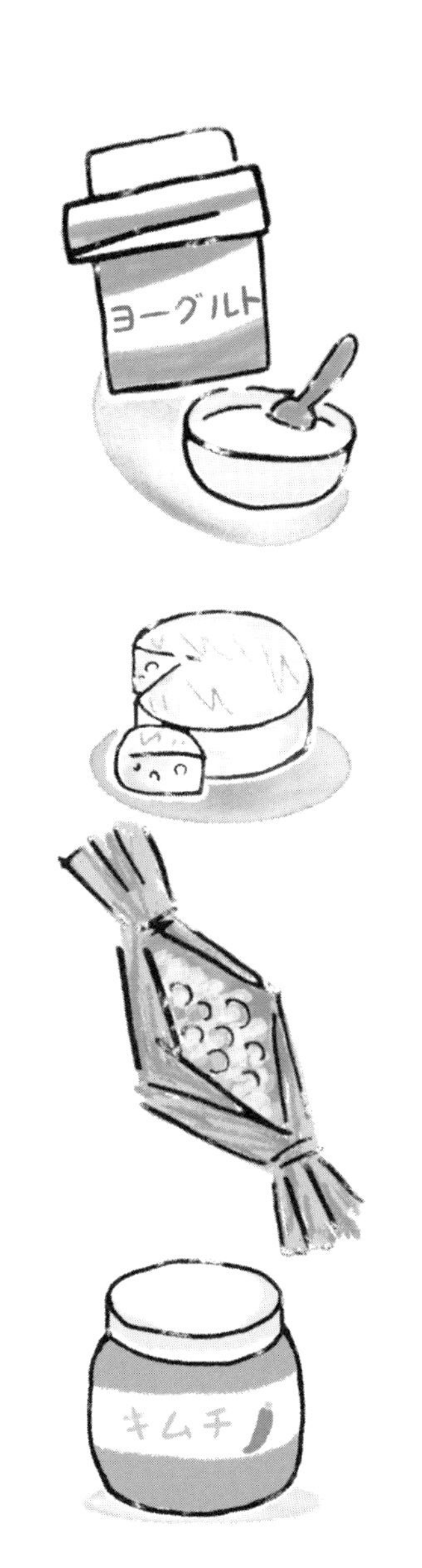

湯ぶねにつかって腸を温める

忙しい時やくたびれてしまった時など、お風呂をシャワーですませたくなりますが、腸のためにも、なるべく一日に1回は湯ぶねにゆっくりつかるようにしましょう。

湯ぶねにつかると心身ともにリラックスでき、副交感神経が優位になります。また、お腹が温まるので腸リンパの流れがよくなりますし、蠕動運動が活発になるので、その後の消化・吸収が十分行なわれます。さらに、全身の代謝や体温を上げる効果も期待できます。

人間は、39~40℃のお湯につかると副交感神経が優位に働きます。少しぬるいと感じるお湯に15分ほどつかりましょう。

最初の3分は首までつかって全身の血の巡りを促し、その後は半身浴をおすすめします。深部体温がじわじわと上がり、お風呂から上がって1時間ほどすると少しずつ体温が下がっていきます。そのタイミングで布団に入ると、スムーズに眠りにつくことができ、質のよい睡眠を取りやすくなります。

「お湯は熱いほうがいい」という人もいるかもしれませんが、お湯の温度が42℃以上になると、交感神経が優位に働いてしまいます。血圧が上がり、汗をかいて興奮状態になるためリラックス効果が得られません。自律神経の切り替えもスムーズに行なわれないため、腸の働きも悪くなってしまうのです。

全身の疲れを癒やすため、そして何より腸のために、一日に1回、ぬるめのお湯に15分つかるようにしましょう。

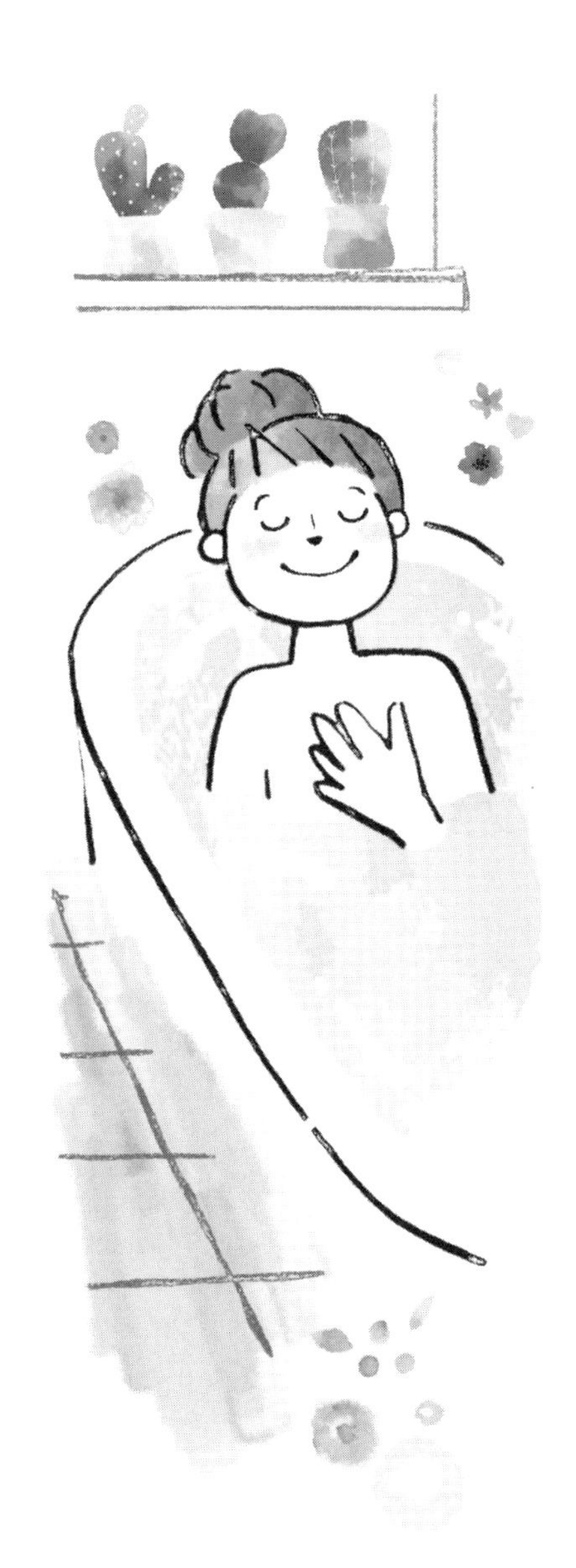

監修のことば～腸を整えて〝自分らしい〟人生を送りましょう

本書で繰り返しお伝えしたように、腸は「健康と美容の要(かなめ)」。自らの体験から、私はそのことを実感しています。

研修医時代、激務が続いて体調を崩し、風邪(かぜ)を引きやすくなったり、不眠やひどい肌荒れに悩まされたりするようになりました。当時、まだ20代でしたし、もともとスポーツが好きで体力はあったほうでしたので、「なぜ、こんなことになってしまったの？」と落ち込み、自信を失いかけていました。

その時、あらためて自分の生活を振り返ったところ、腸をおろそかにしていることに気づいたのです。そこで、まずは生活リズムを整え、食生活に気をつけ、お休みしていた乗馬を再開。すると、みるみる体調が戻り、睡眠や肌の悩みから解放され、気持ちも明るくなっていきました。以来、現在に至るまで風邪ひとつ引いたことがありません。体力も気力も20代の頃より充実しています。

私は、便秘外来のほかに内科、皮膚科、女性専門外来など全身の不調に対応するクリニックを開業していますが、便秘などの腸のトラブル以外の症状を訴えてこられる方も、やはり「腸」に問題があることが少なくありません。その理由はさまざまですが、近年はやはり新型コロナウイルス感染症の影響が大きいと感じます。在宅勤務が続いて運動が不足したり、家事と育児、仕事を抱えている女性は休息を取ったり気分転換をする暇がなかったりなど、腸内環境は悪化するばかりです。

「アフターコロナ」となってからは、逆に在宅勤務に慣れてしまって、出社する、会議に参加するといったことが大きなストレスになっているようです。

まさに「脳腸相関」で、ストレスが腸内環境を悪くして腸をむくませ、それによってさまざまな不調が生じてしまっているのです。

実際、多くの患者さんは、腸の調子が整ってむくみが改善すると、私も驚いてしまうほど健やかに、メンタルも前向きに変わっていきます。

本書を手に取ってくださった方が、腸を整えてご自身のポテンシャルを120％発揮して、いつまでも若々しく、楽しい毎日を過ごしてくださることを、心から願っています。

一般社団法人 日本美腸協会顧問　医師　小林暁子

監修者：小林暁子（こばやし・あきこ）

小林メディカルクリニック東京院長。医学博士。順天堂大学医学部卒業後、順天堂大学総合診療科での経験を経て、便秘外来・内科・皮膚科・女性専門外来など全身の不調に対応するクリニックを開業。人気の便秘外来では、トップアスリートやエグゼクティブなども含めて２万人以上の患者の治療に携わり、高い実績を上げている。TV 出演、講演などでも活躍中。

編著者：一般社団法人 日本美腸協会（にほんびちょうきょうかい）

ストレスの多い現代において、多くの人が抱えるお腹、特に腸に関する悩みを、正しい専門知識・腸もみ技術において解決するため、2013 年に設立。小林暁子医学博士を筆頭に医師・科学者の監修の下、医療・科学をベースにした知識と技術を教え、腸に対して情熱をもつ専門家「腸のスペシャリスト」を育成・輩出することで、腸に悩む多くの人々を救うことを目指している。美腸を得るための基本習慣が学べる「美腸プランナー®」（資格）は、健康意識の高い人や多くの美容モデル・女優から支持されている。
公式ＨＰ：https://bicho-kyoukai.jp

＜参考文献＞

『人生を決めるのは脳が１割、腸が９割！』（小林弘幸著／講談社＋α新書）
『やせる！整う！若返る！ 腸ストレッチ』（小林弘幸監修／新星出版社）
『腸のリンパを流せば、病気が逃げ出す』（大橋俊夫著／ＰＨＰ研究所）
『腸リンパを流せば驚くほどお腹からやせる』（夜久ルミ子著／西東社）
『リンパの専門家が教える　健康美を取り戻す４つの方法』（富貴子著／現代書林）
『美腸の教室』（一般社団法人日本美腸協会著、小林暁子監修／主婦の友社）
『内臓を 10 秒引き上げれば、ぽっこり下腹はぺたんこになる！』
（一般社団法人日本美腸協会編著、小林暁子監修／ＰＨＰ研究所）

腸が変われば人生が変わる
「腸のむくみ」をとる解毒ストレッチ

2023年８月７日　第１版第１刷発行

監修者　小林暁子
編著者　一般社団法人 日本美腸協会
発行者　村上雅基
発行所　株式会社PHP研究所
京都本部　〒601-8411　京都市南区西九条北ノ内町11
〔内容のお問い合わせは〕暮らしデザイン出版部 ☎075-681-8732
〔購入のお問い合わせは〕普　及　グ　ル　ー　プ ☎075-681-8818
印刷所　大日本印刷株式会社

ISBN978-4-569-85533-2